About
Yoga Hands-on

About **Yoga Hands-on**(요가 핸즈온)

초판 1쇄 인쇄 2013년 02월 20일
초판 1쇄 발행 2013년 02월 27일

지은이   박 상 혜
펴낸이   손 형 국
펴낸곳   (주)북랩
출판등록 2004. 12. 1(제2012-000051호)
주소   153-786 서울시 금천구 가산디지털 1로 168,
        우림라이온스밸리 B동 B113, 114호
홈페이지 www.book.co.kr
전화번호 (02)2026-5777
팩스   (02)2026-5747

ISBN 978-89-98666-13-2   13510

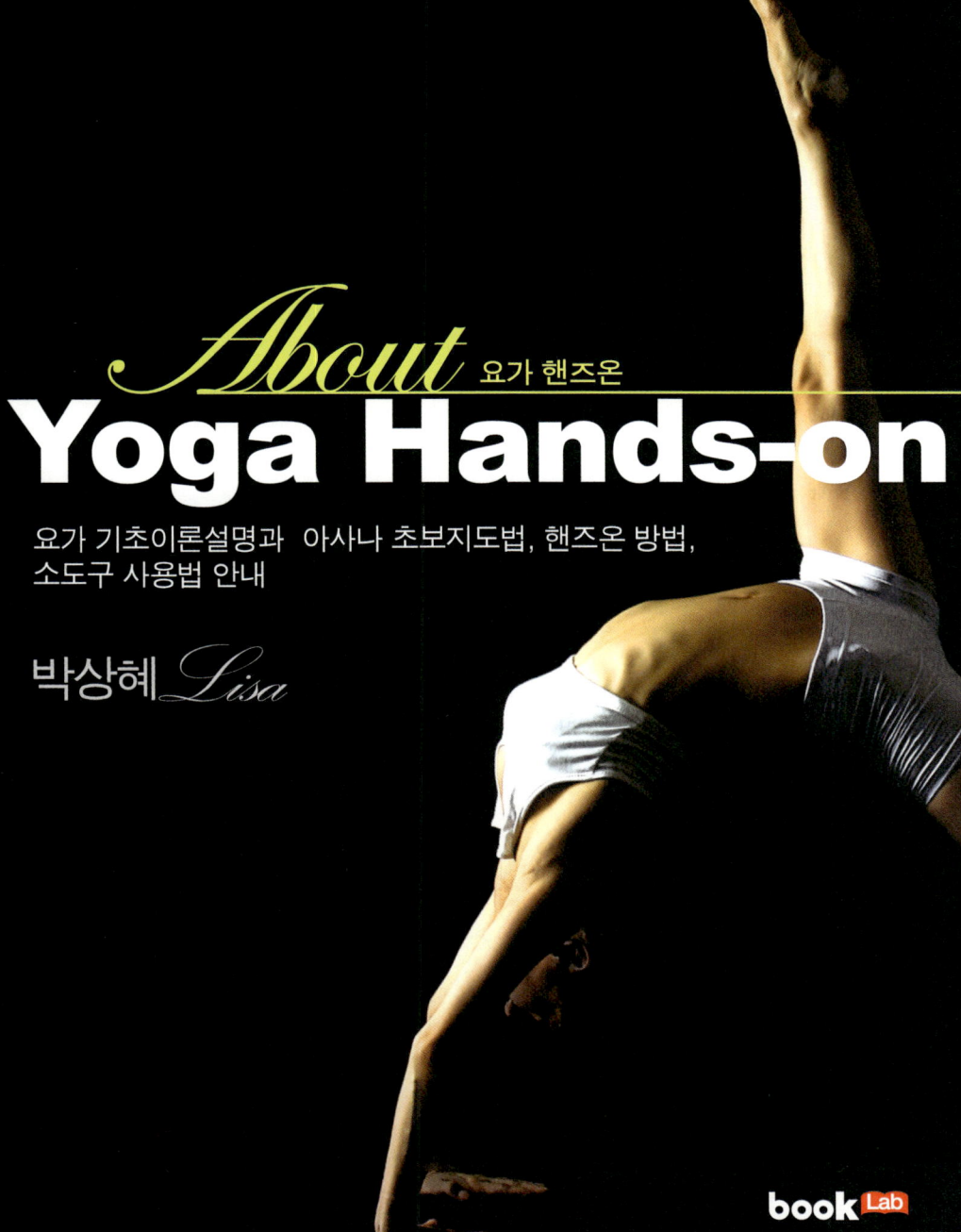

요가 어바웃 시리즈 2
요가지도자와 수련생들을 위한 실천매뉴얼

About 요가 핸즈온
Yoga Hands-on

요가 기초이론설명과 아사나 초보지도법, 핸즈온 방법,
소도구 사용법 안내

박상혜 *Lisa*

book Lab

요가수업을 하다 보면 누군가를 가르치는 것이 매번 다르게 느껴집니다. 처음에는 넘치는 열정 때문인지, 즐거움 때문인지 수업이 재미있게 느껴질 때도 있지만 수업의 횟수가 늘어갈수록 어렵게 느껴지는 것이 요가수업이었습니다. 가끔은 내가 과연 잘 가르치고 있는 것인가에 대해 심각하게 생각해본 적도 있었습니다.

그러한 과정 속에서 아사나를 잘하는 것과 요가를 잘 가르치는 것은 조금 다르다는 생각을 했고, 아사나뿐만 아니라 초보자가 잘 이해할 수 있는 수업, 몸의 상태와 목적에 맞는 요가수업을 하려고 노력했습니다. 평범하지만 꾸준한 저의 요가수업은 배우는 사람뿐만 아니라 저 스스로에게도 더 많은 것을 알려 주었습니다.

수련을 하고 누군가를 가르칠수록 제 마음이 많이 자라고 배우고 있었습니다. 아사나의 완성도뿐만이 아니라 누군가를 가르치는 방법이 달라지고 안정되어가고 있었습니다.

그런데 사실 저는 요가를 시작하고 아사나를 배우긴 했지만 hands on이라는 것을 따로 배운 적은 없었습니다. 그런데 지금은 대부분의 아사나에 hands on을 해가며 수업을 진행하고 있습니다.

누군가에게 배우신 분들도 있겠지만 저에게 hands on은 요가수업을 진행하고 시간이 지나면서 알게 되는 것들 중 하나였습니다. 이론이든 실기든 아사나를 배우고 가르치는 과정을 겪고 다듬어진 것이 hands on이 아닐까 하는 생각이 듭니다.

이 책을 보면서 '나도 알고 있는 것들인데' 하고 생각하시는 분들도 있을 것입니다. 그러나 그러한 내용들은 같을 수도 있고 다를 수도 있다고 생각합니다.

이 책은 모든 아사나를 다루기보다는 우리가 요가수업에서 많이 쓰고 초보자나 일반 분들의 수업에 자주 사용하는 아사나의 hands on을 위주로 정리하고 있습니다. 미흡하지만 초보 선생님들이 지도하실 때 도움이 되었으면 합니다.

도움을 주신 이다샘, 해나샘, 유즈샘, 다나샘, 에스 핫요가와 올리브 가족들에게 감사드립니다.

2013년 2월
박 상 혜

지식은 결론인 반면에 앎은 과정이다.
지식에는 이미 습득하여 알고 있다는 그릇된 태도가 있다면
앎은 일종의 순례이다.
사람은 끊임없이 배우고 움직이며 발전하고 진화한다.
지식은 그대가 더 이상 알아야 할 것이 없음을 의미한다.
지식에 의해 그대는 막다른 골목에 다다르게 된다.
지식은 일종의 정체를 낳는다.
그러나 앎은 생동감이 넘치며 강물처럼 쉬지 않고 흐른다.
진정한 구도자는 지식을 좇지 않고 앎을 추구한다.
지식은 기억을 통해서 오고, 앎은 자각을 통해서 온다.
-오쇼 라즈니쉬의 앎 knowing 중에서-

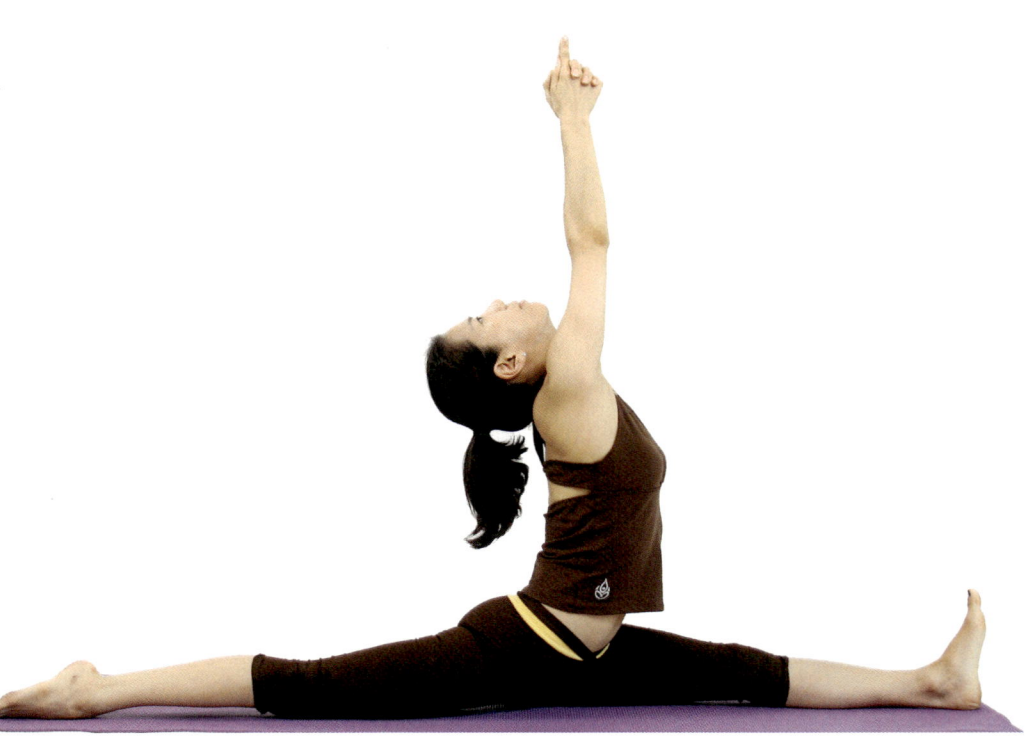

hot yoga hands on / 33

기본 아사나 hands on / 73

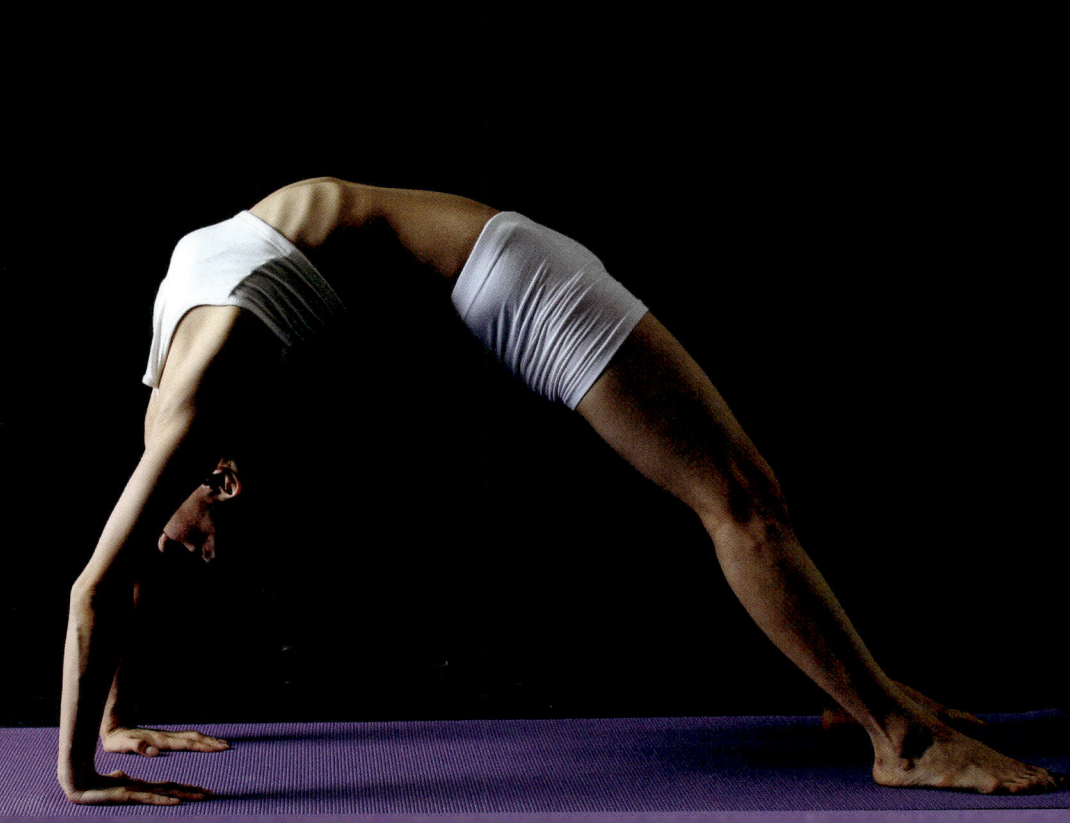

요가의
개요

요가란 무엇인가?

현대의 요가는 심신을 단련하고 몸의 균형을 잡아주는 운동으로서의 의미가 있었다.

특히 요가로 몸매관리와 체중조절에 성공하는 여성들이 늘어나면서 요가를 찾는 사람들의 수가 늘어났다.

근래에 들어서는 요가는 단순한 운동이 아니라 몸과 마음을 수련하는 것이고 요가를 통해 마음의 평안을 얻는 사람들이 많아지고 있다.

요가는 약 5000년 전 고대 인도 철학과 과학적인 수련법을 바탕으로 전해져 내려왔다.

요가는 몇천 년간 이어진 삶의 철학이자 고대의 과학이며 육체와 정신과 영혼을 통제할 수 있는 지혜의 가르침이다.

요가는 인도 고대어의 하나인 산스크리트어에서 기원한 말이다.

'yoga'는 산스크리트어의 '유즈 yuj'가 어근으로 '말을 마차에 묶다' 또는 '말에 멍에를 씌우다'라는 동사에서 파생된 명사이다. 그래서 요가는 일반 명사로 '결합' 또는 '억제'라는 뜻으로 사용된다. 이는 곧 결합이나 영적인 교감을 뜻하기도 한다.

이처럼 요가는 말을 마차에 묶어 통제한다는 뜻에서 시작해 몸과 마음을 통제한다는 뜻이 담겨 있다. 이는 요가의 전제가 되는 지성, 마음, 감성, 의지를 단련하여 영혼으로부터 자유로워지며 정신이 안정된 상태를 이르는 것을 말한다.

즉, 요가는 마음에서 일어나는 산란함을 없애고 마음의 고요함과 평정심을 찾는 것으로 몸과 마음, 그 작용을 다스리는 수련법인 것이다.

요가의 종류

하타요가(Hatha Yoga)
: 인간의 육체적·생리적인 면을 중시하는 요가

라자요가(Raja Yoga)
: 인간의 심리적, 정신적인 면을 중시하는 요가

즈나나요가(Jnana Yoga)
: 지식 연구로 내면을 탐구하고 지혜를 일깨우는 요가

박티요가(Bhakti Yoga)
: 사랑과 봉사와 헌신을 통해 깨달음을 얻는 요가

카르마요가(Karma Yoga)
: 모든 행위의 인과법칙을 깨닫고 행동하는 요가

만트라요가(Mantra Yoga)
: 소리의 힘을 이용하여 심신을 정화하는 요가

파탄잘리의 요가의 8단계
(아쉬탕가의 8지침)

1. 야마 (yama)[금계]: 비폭력, 진실, 불투도, 절제, 금욕, 불탐 등

    아힘사(Ahimsa)- '다치게 하지 말라'

    사트야(Satya)- '자신과 타인에게 정직하라 '

    아스테야(Asteya)- '도둑질하지 말라'

    브라마차리아(Brahmacharya)- '에너지를 바르게 사용하라'

    아파리그라하(Aparigraha)- '탐욕하지 말라'

2. 니야마(niyama) [권계]: 청정, 만족, 봉사, 학구, 열성

    사우차(Sauca)-정화,청결

    산토사(Santosha)-만족

    타파스(Tapas)-고행

    스바드야야(Swadhyaya)-경전공부

    이스바라 프라니다나(Ishwara-Pranidhana)-신에 대한 헌신

3. 아사나(asana) [자세행법]

    응용자세

    명상자세

4. 프라나야마(pranayama) [호흡법]: 에너지조절과 확장

About Yoga Hands-On

5. **프라티야하라(pratyahra) [욕망. 감정 및 외적 대상에 대한 지배로부터 해방과 자율훈련]:** 감각의 철회

6. **다라나(dharana) [집중]**

7. **디야나(dhyana) [명상]:** 구나 초월

8. **사마디(samadhi) [심오한 명상으로 얻어지는 초의식. 해탈]**
   : 진아의 깨달음

판차코샤

코샤(KOSHA): '커버 혹은 덮개'
마야(MAYA): '~로 된'

요가에서는 생리학적으로 '나'를 형성하는 몸이 다섯 가지가 있다고 한다. '나'는 다섯 층의 에너지 덮개에 둘러싸여 있으며, 이 육체를 덮고 있는 각각의 에너지 덮개를 '판차코샤'라 한다. 다섯 층 간의 상호 연관성은 미묘하고 복합적으로 작용하고 있다.

1. 안나마야 코샤(annamaya kosha)
(육체층)-음식으로 된 덮개
몸을 구성하는 피부, 근육, 뼈, 혈액으로 구성됨.

2. 프라나야마 코샤(pranamaya kosha)
(생기층)-활력에너지로 된 덮개
프라나라고 하는 호흡과 관련되는 에너지층

3. 마노마야 코샤(manomaya kosha)
(심층)-낮은 마음으로 된 덮개
먹고, 자고, 번식 등의 기본적이며 욕구적인 마음

4. 비즈나나마야 코샤(vijnanamaya kosha)

(자아, 이성층)-분별력으로 된 덮개

'나'라는 자아의식 형성층

5. 아난다마야 코샤(ananamaya kosha)

(영적인 희열,복지층)-내적 지복으로 된 덮개

소아인 자아의식이 사라지고 절대아인 우주의식이 생기는 층

요가는 외면의 몸에서 부드럽고 섬세한 내면의 마음과 의식의 세계까지 연결되어있다. 우리는 요가와 명상을 통해 모든 층을 걸쳐 깊은 의식으로 몰입해 들어간다.

세 가지 구나(The Three Gunas)

'구나'란 전 우주에 발현되는 세 가지 특성의 에너지로서 오직 깨달은 사람만이 세 구나를 초월할 수 있다. 세 가지 구나를 넘어선 '참 나'만이 사마디의 초의식을 경험할 수 있으며 구나의 굴레로부터 자유로울 수 있다.

사트바(Sattva): 건강한 몸과 마음의 평화가 조화되어 에너지로 가득 차 있다(평안하고 깨끗한 마음의 상태, 완전하고 충족된 감정을 말한다).

라자스(Rajas): 몸과 마음의 조화를 깨고 열정과 흥분을 일으키며 불안감을 느낀다(열정과 기쁨을 가지고 세상에서 활동하는 것을 자극하며 마음은 언제 환경이 변할지에 대한 걱정이나 기대에 있다).

타마스(Tamas): 질병에 대한 저항력을 소멸시키며 성냄과 분노로 인한 어두운 감정에 가득 차 있다(자신이 무엇을 느끼고, 원하고, 필요로 하는지 자각하지 못하는 상태이다).

프라나(PRANA)

　요가 수행의 중심은 프라나의 흐름 또는 에너지의 활력이며 '기'라고도 할 수 있다.

　프라나는 물질 안에 있지만 물질은 아니며, 공기 안에 있지만 산소는 아니다. 프라나는 공기, 물, 음식, 태양, 물질 안에 존재하는 섬세하고 미묘한 힘이며 모든 형태에 생동감을 불어 넣는다.

　'인간은 심체와 영체를 가지고 있다.'

　프라나는 육체와 영체를 연결하는 고리이고 영체의 나디 안에 흐른다. 또한 음과 양의 기를 가지고 있으며, 5가지 에너지를 발현한다.

　프라나의 5가지 작용

　1. 프라나(prana): 생기를 활성화하는 숨

　- 아즈나차크라/교호흡

　　안으로 향하는 들이쉬는 숨으로 모든 에너지의 근원이자 동력이다
　　균형과 조화를 위한 호흡이다.

　2. 아파나(apana): 정화하는 숨

　- 물라다라 차크라/느린 호흡/물라반다

　　밖으로 밀어내고 내쉬는 숨으로 신체 체계를 정화한다.
　　배꼽과 골반 근처에서 발바닥까지 하복부 영역에서 활동하는 생명 에너지로 소변과 대변의 기능을 관장하며 신장, 방광, 대장, 생식기 , 항문의 기능을 조절한다.

3. 브야나(vyana): 확장하는 숨

- 아나하타차크라/깊은호흡

특히 관절, 눈, 귀, 목구멍을 통해 생명력을 순환시키고 프라나의 들이쉼과 아파나의 내쉼을 돕는다. 이것은 몸 전체에 퍼져서 에너지를 고르게 공급하며 몸을 모든 부분들에서 결집시켜주는 역할을 한다. 또한 근육의 운동과 다른 프라나를 조절하며 음식과 호흡에서 나오는 에너지를 분배시켜준다.

4. 우다나(udana): 표현하는 숨

- 비슈다차크라/웃자이호흡/잘란다라반다

상승하는 공기이며 움직이는 능력을 관장하고 열정을 통해 감정적으로 자신을 드러내는 에너지이다.

5. 사마나 (samana): 영양을 공급하는 숨

- 마니프라차크라/수리야베다

중간숨 또는 멈춤숨이라고 한다. 양육하는 에너지로, 음식물을 소화하고 생각과 감정을 이해할 수 있게 한다.

나디(Nadi)

    나디는 생명에너지(프라나)가 흐르는 정묘한 통로로, 정맥이나 동맥과 같은 관 모양의 신체 기관이다. 인체에 72,000개 정도가 있지만, 그 중에서 가장 중요한 것이 수슘나 나디와 이다 나디, 핑갈라 나디이다. 이다 나디는 척추부의 최하단에서 수슘나 나디의 왼쪽으로, 핑갈라 나디는 오른쪽으로 뻗어 나온다. 이들 2개의 나디는 두 마리 뱀처럼 수슘나 나디 주위를 나선형으로 올라간다.

수슘나 나디(Sushumna Nadi)

    인체의 중심에 위치하며, 척추관 안쪽을 통과하여 흐른다. 모든 나디의 중심으로 차크라들의 연결선상이며 프라나를 척추의 최하단에서 머리의 정수리까지 흐르게 한다. 쿤달리니가 각성되면 그 에너지는 바로 이 브라흐마 나디라는 수슘나를 통해 상승한다..수슘나 나디는 일반적으로 다른 나디들의 활동이 강할 때는 멈추고 양쪽 콧구멍으로 균형 있게 호흡을 할 때, 우리 몸의 양쪽이 균형을 이룰 때 활성화된다. 수슘나 나디가 열리면 명상이 용이해지고 요가 수행의 목표인 사마디에 도달할 수 있다. 수슘나 나디는 대체로 새벽이나 해질녘에 자연스럽게 열리므로 이때 수행을 하면 좋다.

이다 나디(Ida Nadi)

이다 나디는 왼쪽 통로로 생식기 바로 위에서 왼쪽 콧구멍으로 연결되어 있다. 달로 상징되는 이다는 여성적 에너지이다. 대부분의 호흡 수련은 왼쪽부터 시작한다. 이것은 이다 나디를 자극시켜서 체내의 정화가 이루어지고, 차분함과 안정을 얻게 하고 명상을 용이하게 해준다. 습하고 차가운 성질의 기운이 흐르는 통로로서 부교감신경을 지배한다. 몸의 왼쪽을 관할하고, 인체 내부로는 우뇌와 폐, 비장, 명문, 왼쪽 고환과 난소를 관할한다. 왼쪽 콧구멍이 오른쪽 콧구멍보다 더 많이 열리면, 음의 기운을 가진 이다 나디가 자극되므로 몸 상태가 차분하고 정적이게 된다. 감성이 발달하여 예술적인 성향을 갖고 에너지가 약해지고 침착해지며 몸이 찬 것이 특징이다.

핑갈라 나디(Pingala Nadi)

핑갈라 나디는 오른쪽 통로로 중추의 최하단에서 오른쪽 콧구멍으로 연결되어있다. 해로 상징되는 핑갈라는 남성적 에너지이다. 이 나디는 육체를 더욱 역동적으로 만들어주며, 생명력과 남성적 힘을 얻게 하고 이성적 두뇌와 연결된다. 뜨거우며 건조한 성질로 교감신경을 지배한다. 몸의 오른쪽을 관할하고, 인체 내부로는 좌뇌, 심장, 간, 신장, 오른쪽 고환과 난소를 관할한다. 오른쪽 콧구멍이 왼쪽 콧구멍보다 더 많이 열리면, 양의 기운을 가진 핑갈라 나디가 자극되므로 몸 상태가 동적이 되어 활동성이 증가하게 된다. 또 이성이 발달하여 논리적인 성향을 갖고, 성격은 활동적이고 활달해지며 몸에 열이 많아진다.

차크라(Chakra)

인간은 심체와 영체를 가지고 있는데 이를 연결하는 것이 프라나이며 프라나의 음과 양의 에너지가 차크라에서 합일된다.

차크라는 둘 이상의 나디들이 만나는 지점을 말하며 산스크리트어로 바퀴 혹은 원형을 뜻한다. 중앙 에너지 통로인 수슘나에는 일곱 차크라가 있다. 수슘나 나디를 감싸고 있는 음기인 이다 나디와 양기인 핑갈라 나디가 교차하는 항문, 생식기, 배꼽, 가슴, 목, 이마, 정수리의 일곱 지점을 지칭한다.

에너지로 이루어진 회전하는 공 모양의 차크라들은 에너지의 합류점을 형성하고 정화하여 프라나의 흐름을 원활하게 한다.

1. 물라다라 1차크라(Muladhara Chakra): 붉은색
- 이름의 의미-'기초', '근본'/땅, 흙
- 위치-항문과 성기 사이의 척추근간, 회음
- 난소, 생식선에 영향을 주고 탄생과 관련되어 있음.

쿤달리니로 알려져 있는 거대한 잠재 에너지의 자리로 척추 맨 아래 끝에 있다.

2. 스바디스타나 2차크라(Svadhishthana Chakra): 주황색
- 이름의 의미-'자애의 거주지'/물
- 위치-하복부 신경총, 단전
- 부신, 취장에 영향을 주고 육체를 키우며 잉태자리

창조 에너지를 구체적으로 표현하고 아랫배 부위에 위치하고 있다.

3. 마니프라 3차크라(Manipura Chaka): 노랑색
- 이름의 이름-'보석의 도시'/불
- 위치-태양신경총, 배꼽 바로 위, 위의 입구
- 부신, 취장, 비장, 간장, 위에 영향을 주고 육체적 건강의 완성

몸의 동력 중심지이자 소화의 불이 있는 곳으로 배꼽 바로 위에 있다.

4. 아나하타 4차크라 (Anahata Chakra): 초록색
- 이름의 의미-'늙지 않음', '건강함'/공기
- 위치-심장 신경총, 가슴중앙
- 심장, 폐, 장에 영향을 주고 양심, 인간적인 성품의 발현

마음을 계발하는 데 도움이 되고 심장에 위치해 있다.

5. 비슈다 5차크라 (Vishuddha Chakra): 파란색
- 이름의 의미-'순수' /소리
- 위치-경동맥 신경총, 목,인후
- 갑상선, 부 갑상선, 타액선에 영향을 주고 내적인 힘과 외적인 힘의 관문

소통의 에너지적 중심으로 소통능력과 관련되어 있고 인후에 위치해 있다.

6. 아즈나 6차크라(Ajna Chakra): 남색

- 이름의 의미-'권위', '명령', '무한한 힘'/시간, 빛
- 위치-골수 신경총, 인당, 미간
- 뇌하수체에 영향을 주며 신성의 자각, 두 번째 탄생

감각, 영감, 상상력의 자리로 이해력과 지혜에 도움을 주며 이마 중앙에 있다.

7. 사하스라라 7차크라(Sahasrara Chakra): 보라색

- 이름의 의미-'천 개의 꽃잎'/공간
- 위치-대뇌 신경총, 백회, 정수리
- 송과선에 영향을 주며 인간완성, 신과 합일

스스로를 제한하는 한계를 넘어 나아가기 위한 영감을 받는 곳으로 정수리에 있다.

반다(Bandhas)

  반다는 '묶는, 묶다'와 같은 의미로 하타요가나 쿤달리니 요가의 호흡법에서 굉장히 중요한 행법으로 근육수축과 프라나의 통제 방법이다. 또한 프라나 흐름의 규칙 내에서 도움을 주는 미묘한 신체 내 일련의 내적 미묘한 신체의 내적 창이된다.

물라반다(Mulabandha)
  남성의 경우에 있어서 물라반다는 항문 앞, 생식기 뒤의 회음근육에 위치한다. 여성의 경우는 자궁경부 위쪽에 위치한다.

우디야나 반다(Uddiyana Bandha): '위로 끌어올리다.', '배꼽을 올린다.'
  숨을 내쉬면서 횡격막을 올림과 동시에 아랫배를 안쪽으로 당기고 위쪽으로 끌어올린다.
  복부를 완전히 집어넣기보다는 손가락 3개 정도의 배꼽 아래에 정신을 집중해야 한다. 이것은 들숨 동안 횡격막을 떨어뜨리게 할 공간을 확보하는 것이며, 폐의 확장이 갈비뼈, 등 그리고 흉부 속에서 그 공간을 확보하도록 한다. 몸통의 상부는 들숨이 가장 크게 될 수 있도록 부드럽고 유연하게 만들어야 한다.

잘란다라 반다(Jalandhara Bandha): '목구멍을 수축하고 턱을 가슴에 댄다.'
  턱을 내밀고 그 두개의 쇄골이 만나는 협곡으로 당겨야 한다.

마하반다(mahabandha): 세 가지 반다를 동시에 할 때
  항문을 수축하고, 우디야나 반다를 수행하고 이다 나디와 핑갈라 나디를 잘란다라 반다로 잠금으로써 수슘나 나디가 활성화된다.

요가 기본 호흡법 몇 가지

호흡이 자연적인 리듬으로 돌아가려면 내적인 긴장이 완화되고 스트레스에 따르는 통제력 상실이 감소되면서 신경계가 균형을 잡게 된다. 그러면 우리의 몸과 마음은 자연스럽게 편안해진다. 또한 깊은 호흡은 편안한 이완뿐 아니라 마음에 집중하는 힘을 기르고 명상에 도움을 준다.

횡격막호흡(복식호흡-기본호흡)

복부와 등 근육을 이용하여 허리를 바로 세워 앉는다. 손은 무릎이나 허벅지 위에 두고 척추를 부드럽게 세워 앉는다. 들이쉬는 숨에 복부가 팽창되고 갈비뼈 사이가 확장되어 부풀며 쇄골과 어깨가 넓게 확장된다(횡격막 내려감). 내쉬는 숨에 복부가 척추 뒤쪽으로 당겨지고 갈비뼈 사이사이가 좁아지고 내려가며 쇄골과 어깨가 좁아지게 된다(횡격막이 올라감).

완전 호흡(이완 및 휴식 시)

완전호흡은 횡격막, 가슴, 쇄골 세 가지 호흡 형태를 이룬다. 이 세 기관들을 체계적으로 함께 작용하여 폐를 최대한 확장시킨다.

- 횡격막-가장 아래쪽까지 끌어내려 혈액과의 가스 교환이 최대로 이루어지게 한다.(송장자세에서 이루어질 때 흉관은 움직이지 않으며 복부가 팽창한다)
- 가슴-가슴과 폐 중앙을 확장시키며 갈비뼈 사이사이에 위치한 늑간이 움직인다.
- 쇄골-폐 가장 윗부분을 채우기 위해 목과 어깨 근육을 이용한다.

송장자세로 누워 편안하게 횡격막 호흡을 한다. 이때 숨을 멈추지 말고 고르게 숨을 쉰다. 횡격막을 이용해 숨을 들이쉬고 폐의 아랫부분을 채우고 복부를 확장시켜서 완전 호흡을 한다. 횡격막이 더 이상 수축할 수 없을 때 가슴을 확장시키며 계속 숨을 들이쉰다. 마지막으로 가슴이 완전히 확장되었을 때 지나친 긴장감 없이 상체 가장 윗부분에 있는 근육과 목으로 위치를 옮긴다. 그리고 반대로 내쉰다(복부-가슴-쇄골 : 마시는숨, 쇄골-가슴-복부 :내쉬는 숨).

웃자이 호흡(승리호흡-깊은 호흡)

편안한 좌법으로 앉는다. 물라반다를 하면서 숨을 복부와 가슴 위까지 가득 마시고 어깨와 가슴의 긴장을 풀고 잘란다라 반다를 하며 숨을 참는다. 숨을 참다가 내쉬기 직전에 우디야나 반다를 행한 후 숨을 참다가 긴장을 풀고 아랫배를 의식하며 숨을 내쉰다(호흡은 코로 하지만 콧구멍보다 목구멍 뒷부분으로 숨이 지나가는 것에 집중한다. 입천장과 목구멍을 부드럽게 이완하고 빨대로 호흡을 마시고 내쉬는 것처럼 천천히 호흡한다).

카팔라바티(정뇌호흡)

카팔라바티는 힘 있게 숨을 내쉬고 천천히 수동적으로 숨을 들이쉬는 것을 안정적으로 반복한다.

날숨은 복부를 안쪽으로 강하게 끌어당긴 뒤에는 복근이 이완되며 날숨의 반동으로 호흡은 폐로 자연히 흐르게 된다. 들숨은 부드럽게 자연히 일어나서 다음 번 복부 수축을 위해 호흡을 준비하며 다시 복부를 수축하면 공기는 코를 통해 밖으로 나간다.

하타 요가의 효과

- 올바른 수련은 마음과 육체에 활력을 준다.
- 규칙적인 연습과 호흡을 통해 몸의 근력과 유연성을 향상시킨다.
- 수련하는 동안에 집중력과 인내심을 갖게 한다.
- 잘못된 습관과 자세를 바꿔 몸의 균형을 회복시킨다.
- 몸무게를 줄여준다.
- 스트레스를 줄이고 숙면에 도움을 준다.
- 만성적인 질병이나 상해를 예방한다.
- 심장과 폐의 능력을 향상시키며 몸의 모든 시스템을 사용한다.
- 지속적인 수련은 수련자의 식생활과 외모를 변화시키며 인격을 단련시킨다.

하타 요가 수련을 위한 도움말과 주의 사항

- 욕심을 내지 않고 꾸준히 반복한다.
- 아사나(동작) 수련 전 방광과 장을 비워야 하며 공복으로 수련한다(공복이 힘들면 그전에 차나, 따뜻한 우유 한 잔 정도는 무난하다).
- 식후 4시간 경과한 후 아사나를 수련할 수 있으며 음식섭취는 아사나 완료 후 30분이 지나야 한다.
- 아사나는 목욕 후 수행이 더 쉬워지며 아사나를 마친 후 샤워는 약 15분이 지난 후에 하는 것이 좋다.
- 아사나 수련시간은 해 뜰 무렵과 해질 무렵이 좋다.
- 모든 아사나에서의 호흡은 입이 아니라 콧구멍으로 행해져야 한다.
- 아사나를 하고 나서 최소 10~15분 사바 아사나(송장자세)로 눕는다.
- 바닥이 곳에서는 수련을 하며 담요나 매트를 깔고 수련한다.
- 분만 후 한 달 동안은 아사나를 하지 않는다.
- 생리기간에는 아사나를 피하며 물구나무서기는 절대로 하지 않는다. 단 받다 코나 아사나(앉아서 나비자세), 우파비스타 코나아사나(박쥐자세), 비라아사나(앉아서 영우자세), 파스치모타나 아사나(앉아서 양발 앞으로 펴서 전굴자세), 자누 지르사 아사나(앉아서 한 발 접고 발끝잡기)는 도움이 된다.

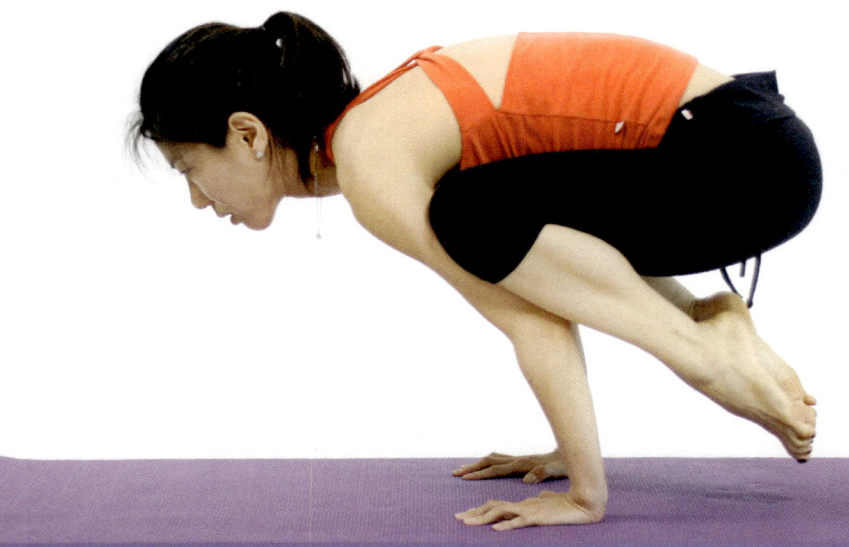

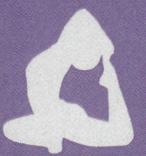

hot yoga
hands on

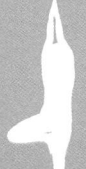

Hands on 시작 전 주의사항

- 도움을 받는 사람의 몸 상태를 파악하고 도움을 주어야 한다.
- 힘으로 너무 누르거나 도움을 받는 사람에게 무리하게 체중을 다 실지 않도록 해야 한다.
- 너무 긴 시간을 비틀거나 누르지 않는다.
- 도움을 받는 사람이 정확한 부위의 자극을 느끼도록 도와주고 본인 의 체중을 이용하여 편안하게 아사나를 완성할 수 있도록 돕는다.
- 도움을 주는 사람도 도움을 받는 사람도 지나친 힘이 들어가지 않 고 편안해야 한다.
- 몸에 대한 충분한 공부와 충분한 hands on 연습 후 수업에 시행 한다.

Standing Deep Breathing 호흡법

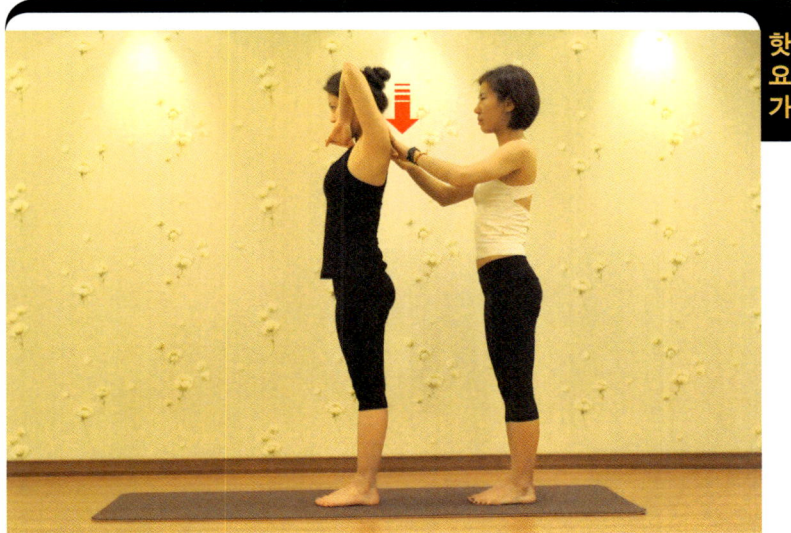

HANDS ON 등 뒤에 선다. 어깨를 아래 방향으로 내려 어깨와 목의 긴장을 풀게 돕는다.

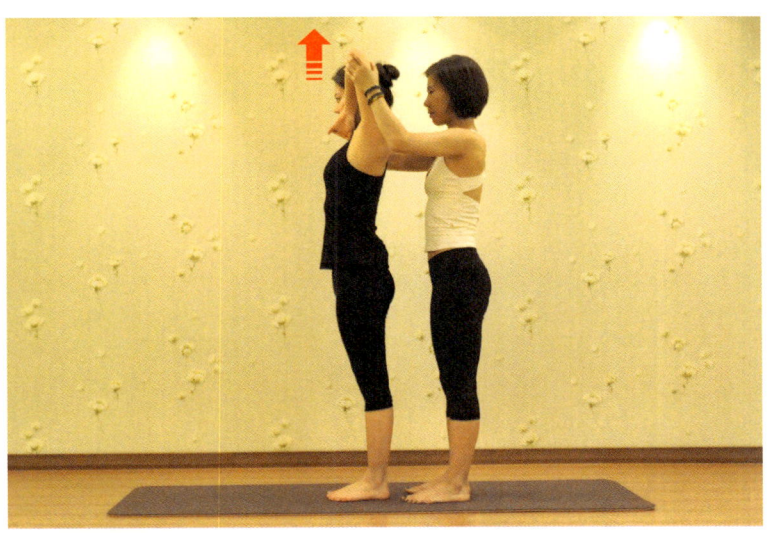

HANDS ON 등 뒤에 선다. 양 팔꿈치를 천장 방향으로 당겨 올려준다.

핫
요
가

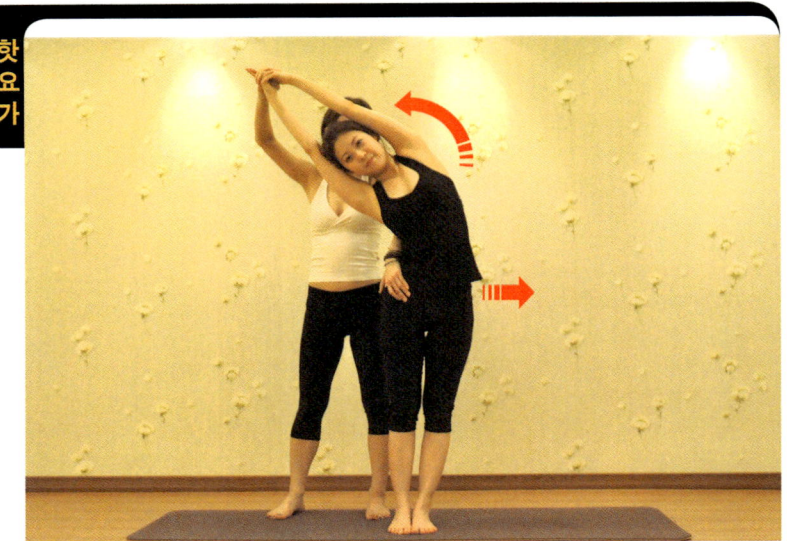

HANDS ON 등 뒤에 선다. 손끝을 구부리는 방향 쪽으로 당겨 올려주고 구부리는 방향 쪽의 골반을 정면 쪽으로 보여준다.

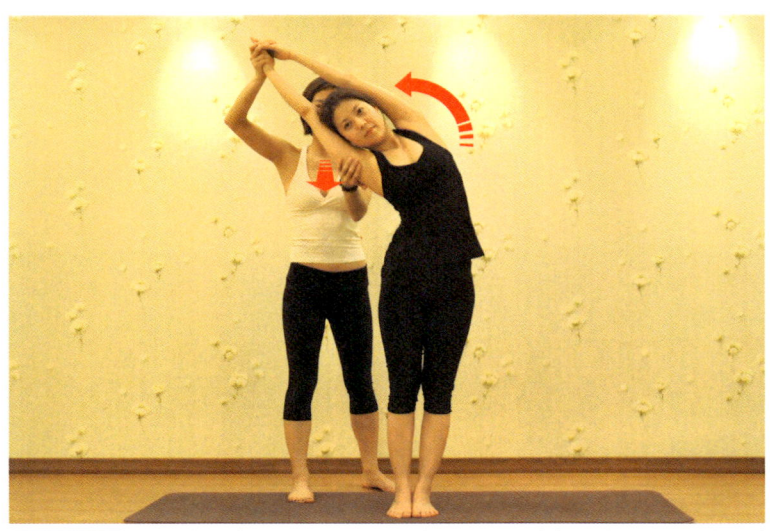

HANDS ON 등 뒤에 선다. 손끝을 구부리는 방향 쪽으로 당겨 올려주고 구부리는 방향 쪽의 어깨를 정면 쪽으로 보여 준다.

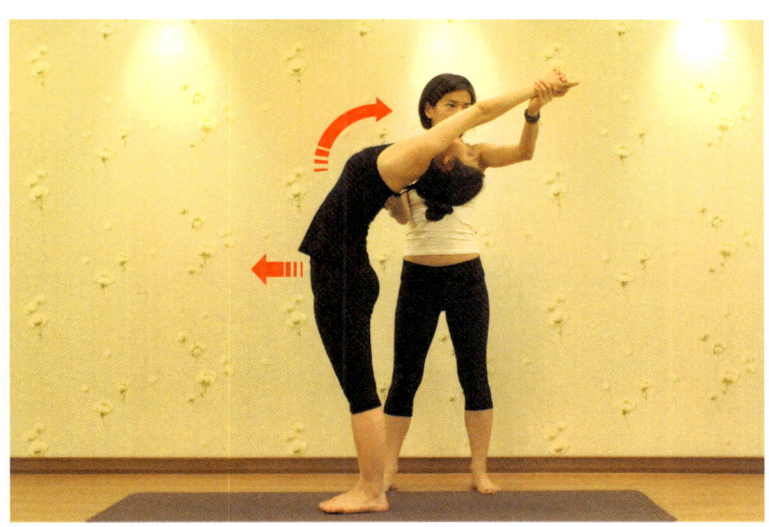

HANDS ON 구부리는 방향 쪽 골반을 등지고 선다. 양 무릎을 굽혀 반앉은 자세로 엉덩이를 골반 쪽으로 밀어주고 양손을 머리 위에서 당겨 준다.

HANDS ON 등 뒤 측면에 선다. 한 손으로 손끝을 뒤로 당겨주고 한 손으로 견갑골 사이와 등을 받쳐 가슴을 열어준다

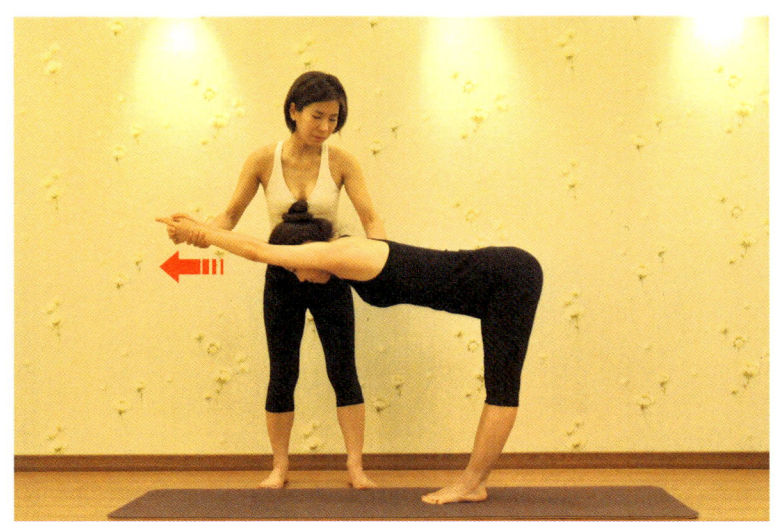

HANDS ON 측면에 선다. 깍지 잡은 두 손을 정면방향으로 척추를 펼 수 있도록 당겨주고 어깨 쪽을 보조로 받혀준다.

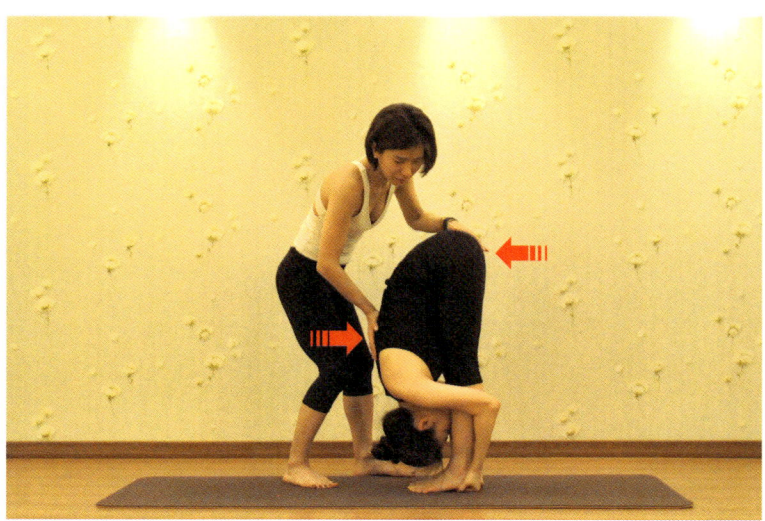

HANDS ON 전굴하는 등을 마주하고 선다. 한 손으로 등을 펴듯 허벅지쪽으로 밀어주고 한 손으로는 엉덩이부터 천골을 발끝 방향으로 당겨 꼬리뼈를 천장을 향하도록 한다.

Awkward pose 불편한 의자자세

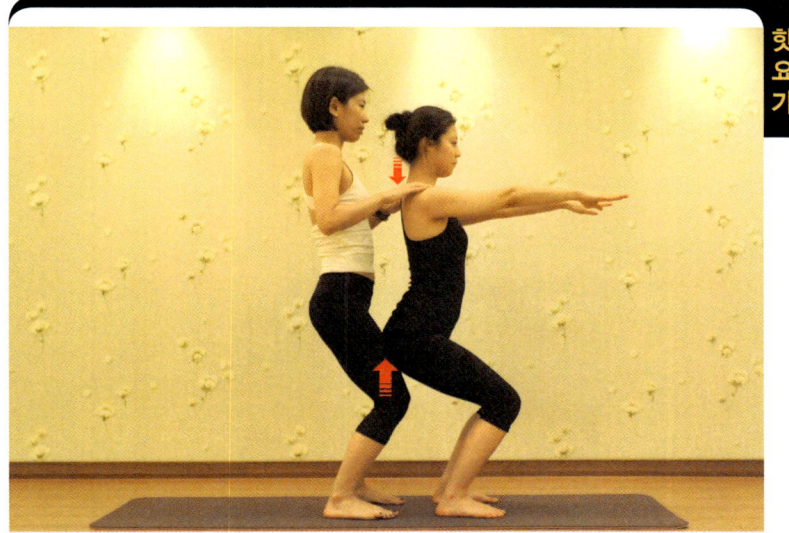

HANDS ON 등 뒤에 선다. 양 무릎을 굽혀 반 앉은 자세로 허벅지위에 엉덩이를 올려주고 척추를 세워준다. 양 어깨를 아래 방향으로 내려 어깨의 긴장을 풀게 돕는다.

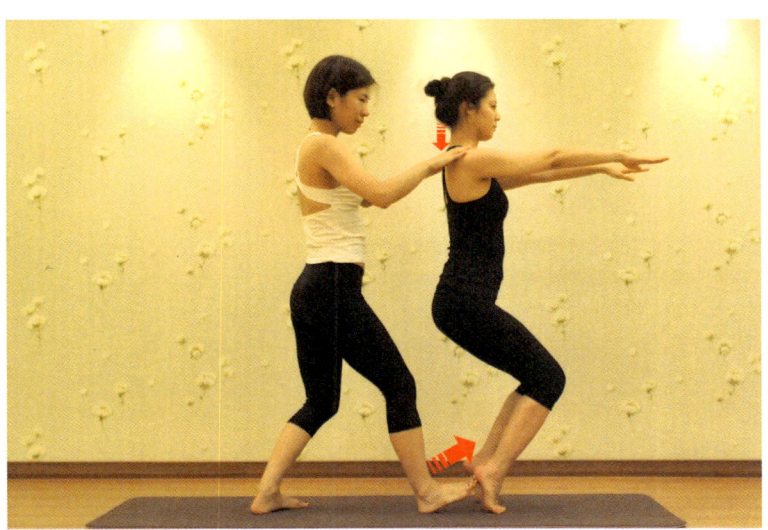

HANDS ON 등 뒤에 선다. 높이 든 뒤꿈치 밑을 발끝으로 받쳐 지탱하는 데 도와주고 어깨를 아래 방향으로 내려준다.

Eagle Pose 독수리자세

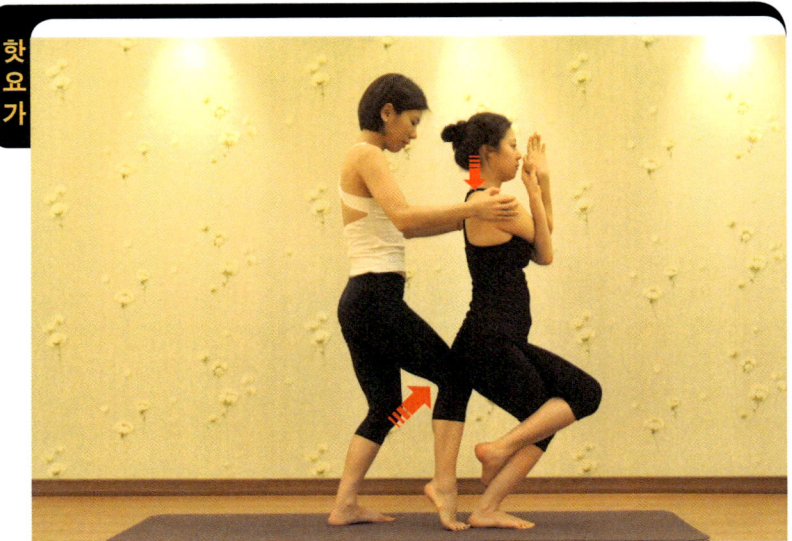

HANDS ON 등 뒤에 선다. 한 무릎을 굽혀 무릎 위에 꼬리뼈를 말아 밀어주고 상체를 당겨 어깨와 골반을 수평으로 잡아준다. ★완전한 자세가 되지 않으면 한 발끝을 바닥에 놓아둔 기본자세에서 동작을 취한다.

Standing Head to Knee Pose
한 발로 서서 무릎에 이마 닿아 균형잡기

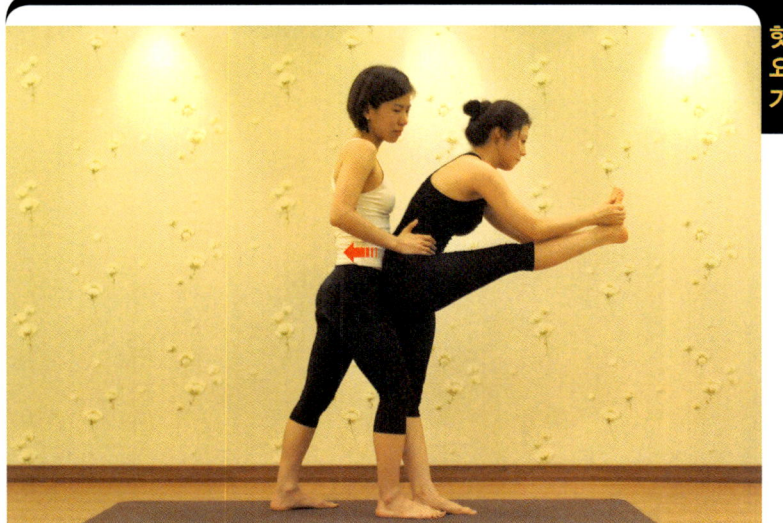

HANDS ON 등 뒤에 선다. 들고 있는 다리 밑으로 한 발을 벌려 서서 복부를 엉덩이와 천골 쪽에 밀착을 시키고 양 골반을 수평 잡아준다.

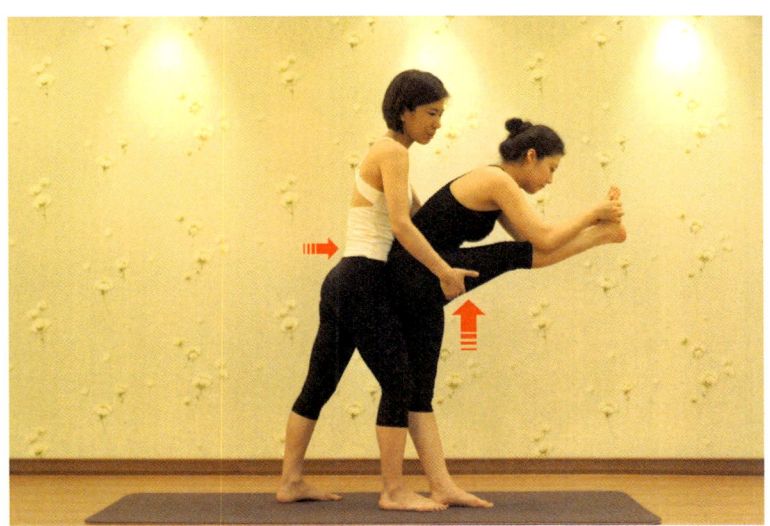

HANDS ON 등 뒤에 선다. 들고 있는 다리 밑으로 한 발을 벌려 서서 복부를 엉덩이와 천골 쪽에 밀착을 시키고 들고 있는 다리와 몸통을 등 뒤쪽으로 당겨 균형을 잡을 수 있도록 도와준다.

핫요가

핫
요
가

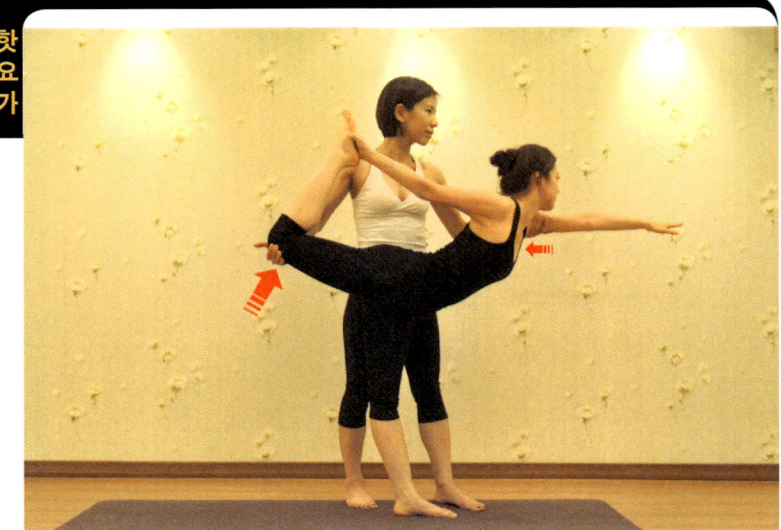

HANDS ON 1 지탱하는 다리 측면에 선다. 구부려 올린 다리의 무릎과 앞으로 뻗은 손 방향의 어깨를 서 있는 다리의 방향 쪽으로 활을 구부리듯 당겨 올려준다.

HANDS ON 2 다리 측면에 선다. 구부려 올린 다리의 무릎과 앞으로 뻗은 손방향의 어깨를 잡고 골반이 바닥과 수평이 될 수 있도록 무릎은 위로 당겨주고 상체는 앞으로 숙이는 것을 도와준다.

Blancing Stick Pose 막대기자세

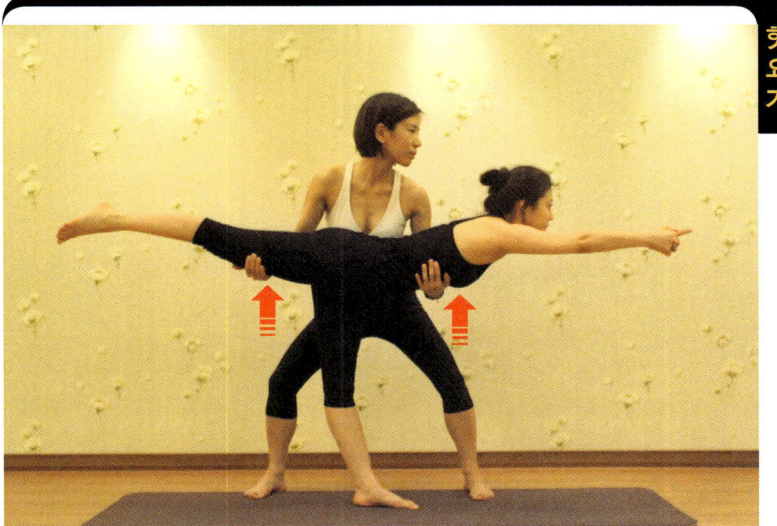

HANDS ON 지탱하는 다리 측면에 선다. 양다리를 벌려 무릎을 굽히고 앉은 상태에서 차올린 다리 무릎 위쪽과 몸통을 천장 방향을 당겨 올려준다.

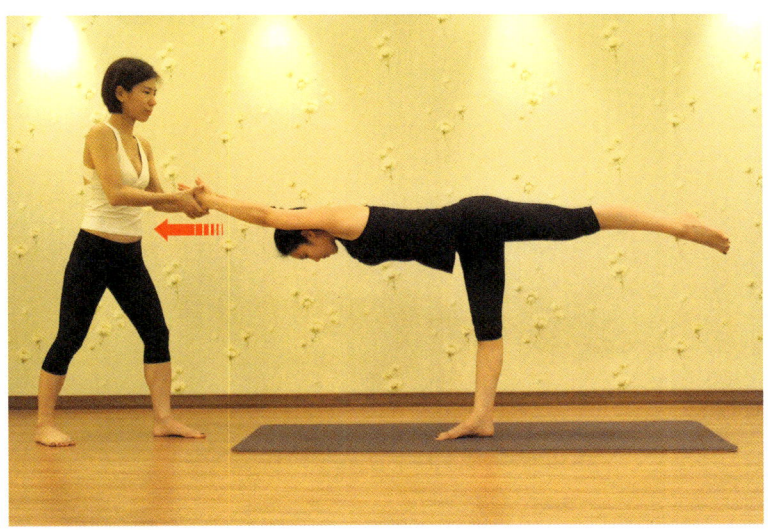

HANDS ON 머리 앞쪽에 마주 보고 선다. 깍지 잡은 두 손을 정면 방향으로 당겨 균형을 잡을 수 있도록 도와준다. ★중심이 잡히지 않는 초보자는 지탱하는 발을 밟아 도와준다.

핫요가

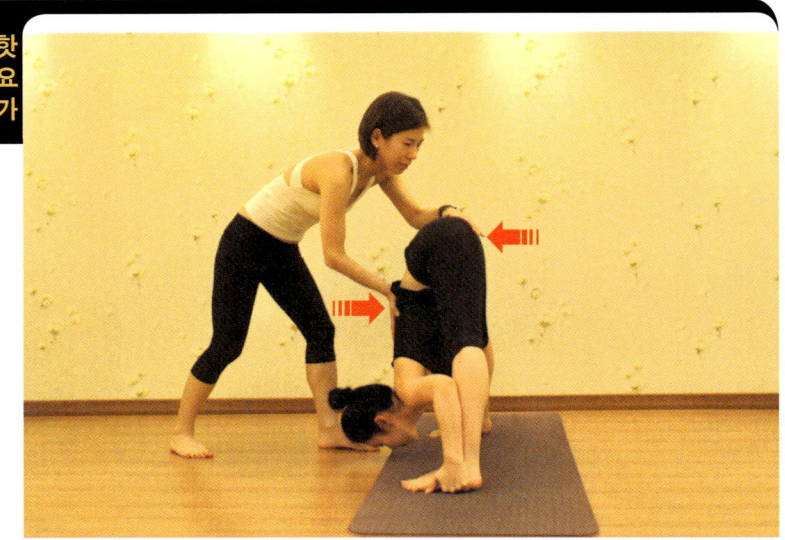

HANDS ON 등뒤에 선다. 한손으로 등과 허리를 펴서 매트 방향쪽으로 눌러주고 한손으로 엉덩이를 발끝 방향으로 당겨 상하체를 밀착시키도록 도와준다.

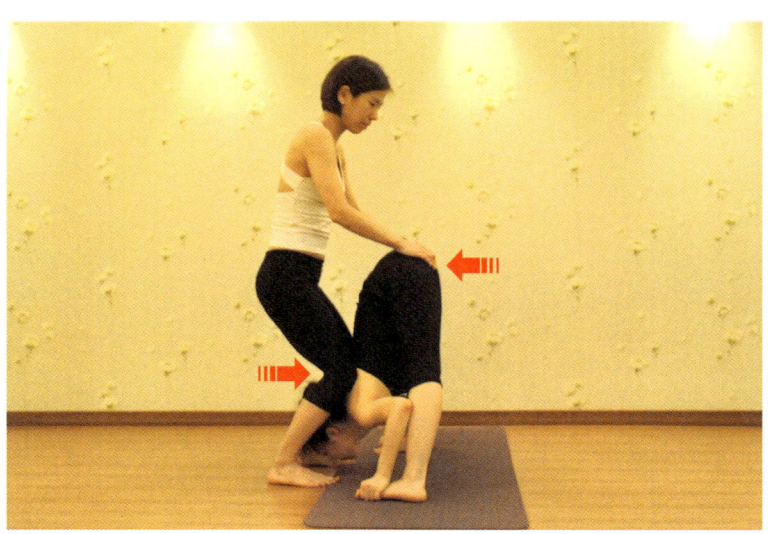

HANDS ON 등뒤에 선다. 양발을 벌려 살짝 구부린 무릎으로 양 견갑골을 매트 아래 방향으로 척추를 펴듯 밀어주고 양손으로 엉덩이를 발끝 방향으로 당겨 꼬리뼈를 천장쪽으로 올려준다.

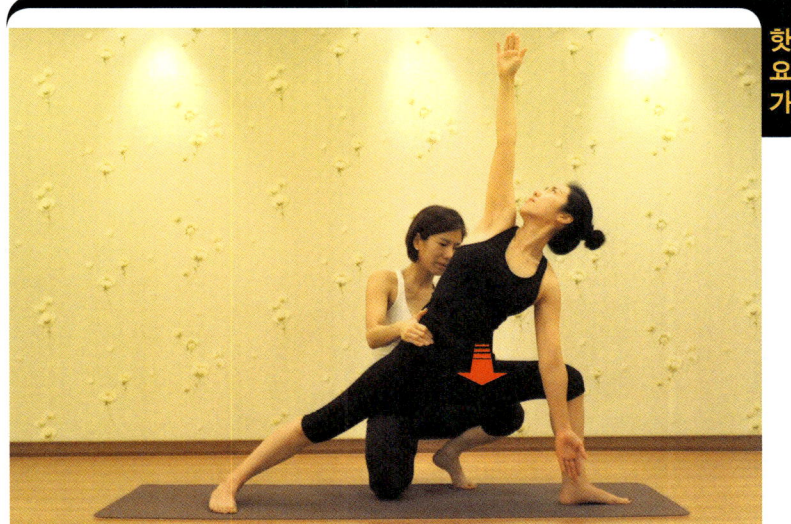

HANDS ON 등 뒤에 선다. 한 무릎을 세우고 앉아서 양 골반을 정면으로 열어주듯이 밀어 준다.

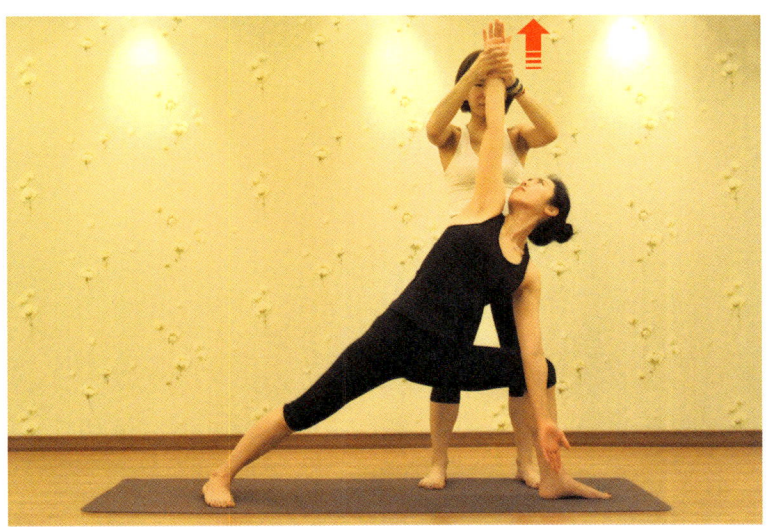

HANDS ON 등 뒤에 선다. 뻗어 올린 손끝을 천장 쪽으로 당겨 올려준다

45

다리 벌리고 선굴자세

핫
요
가

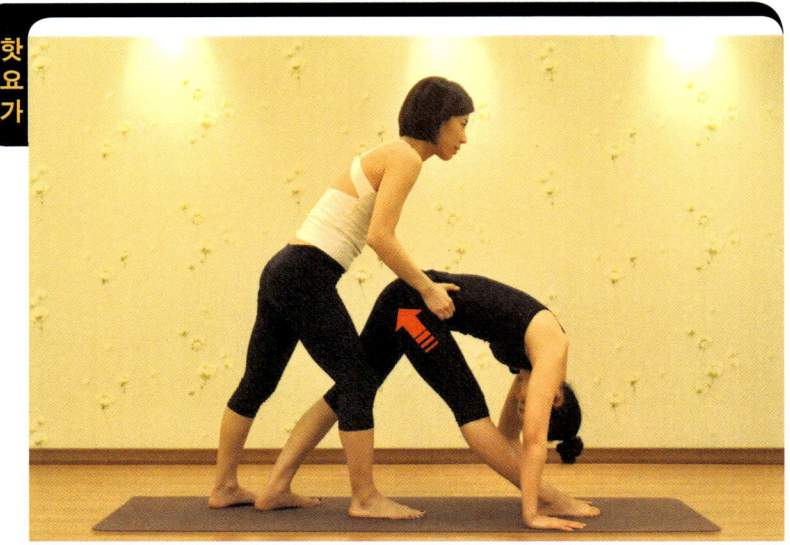

HANDS ON 등 뒤에서 뒤쪽에 놓인 발을 사이에 두고 선다. 양손으로 골반과 엉덩이를 수평 잡아 뒤로 당겨 준다.

Dead Body Pose 송장자세

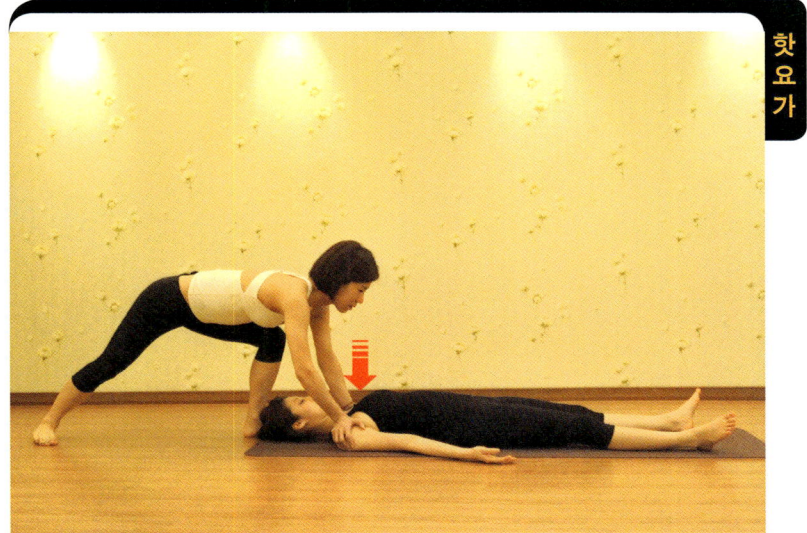

HANDS ON 머리 위쪽에서 마주 보고 선다. 한 다리를 구부리고 반자세로 상체를 구부리고 양 어깨를 양손으로 지그시 어깨바깥쪽 방향으로 눌러준다.

핫
요
가

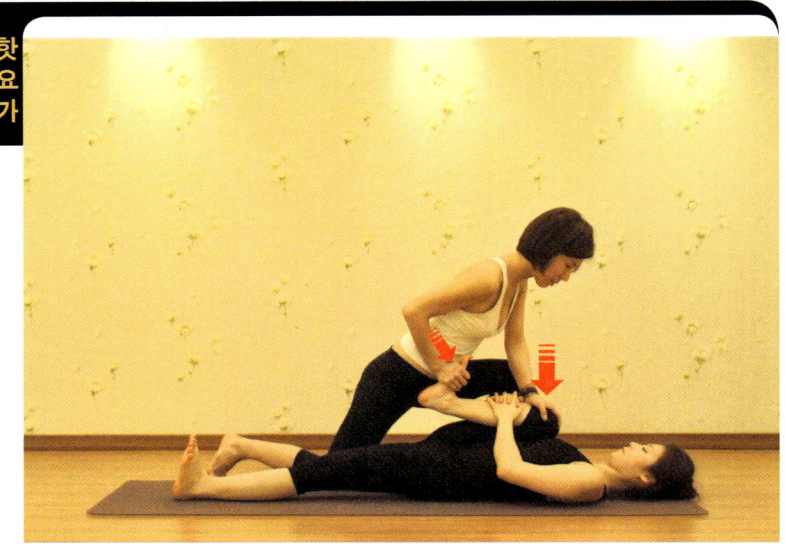

HANDS ON 마주 보고 측면에 선다. 한 무릎을 세우고 청혼자세에서 한 손으로 접은 무릎의 정강이를 가슴 쪽으로 밀어준다.

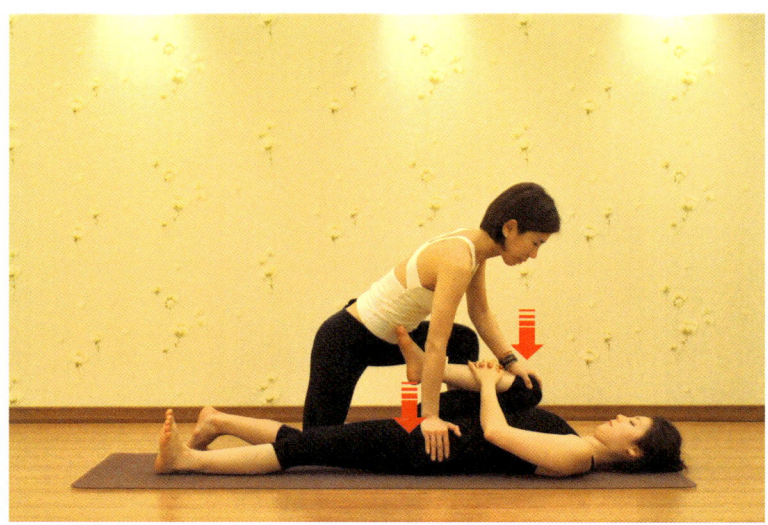

HANDS ON 마주 보는 측면에 선다. 한 무릎을 세우고 청혼자세에서 한 손으로 접은 무릎의 정강이를 가슴 쪽으로 밀어주고 한 손으로 반대쪽 골반을 바깥쪽으로 열어주 듯 밀어서 엉덩이를 바닥 쪽으로 더 밀착이 되도록 도와준다.

Cobra Pose 코브라자세

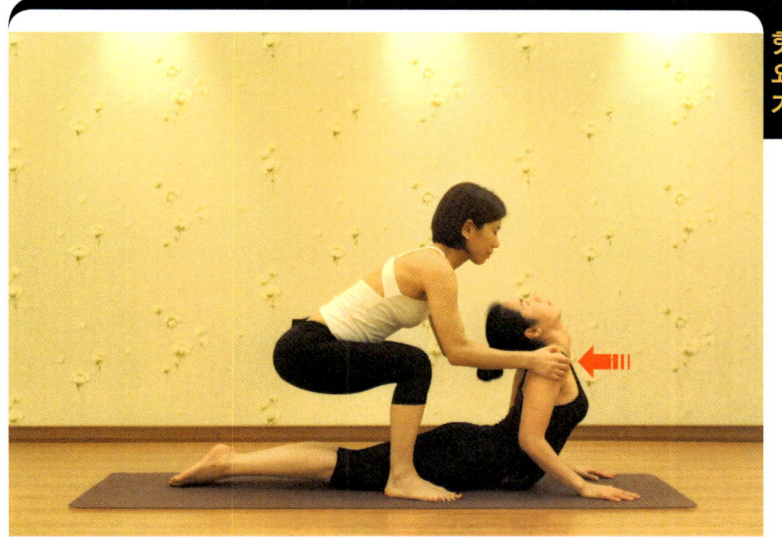

HANDS ON 등 뒤에서 다리를 사이에 두고 선다. 무릎을 살짝 구부린 자세로 어깨를 뒤로 당겨 가슴을 열 수 있도록 도와준다.

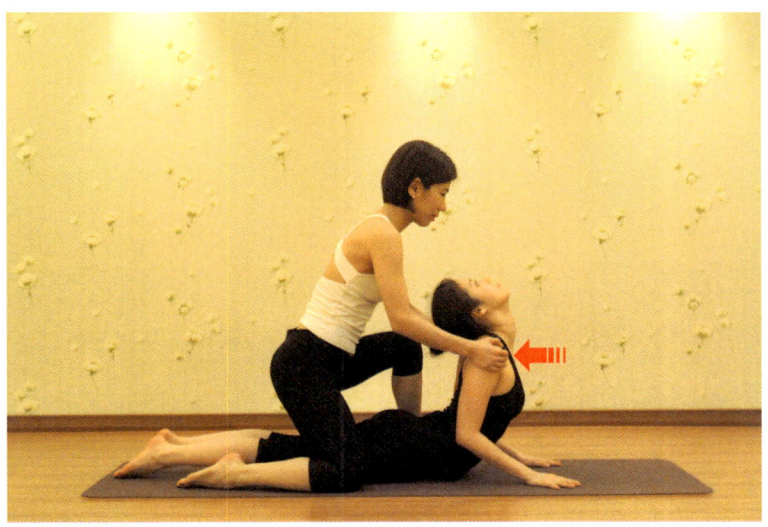

HANDS ON 등 뒤에서 다리를 사이에 두고 선다. 한 무릎을 세우고 청혼자세에서 어깨를 뒤로 당겨 가슴을 열 수 있도록 도와준다.

Locust Pose 메뚜기자세

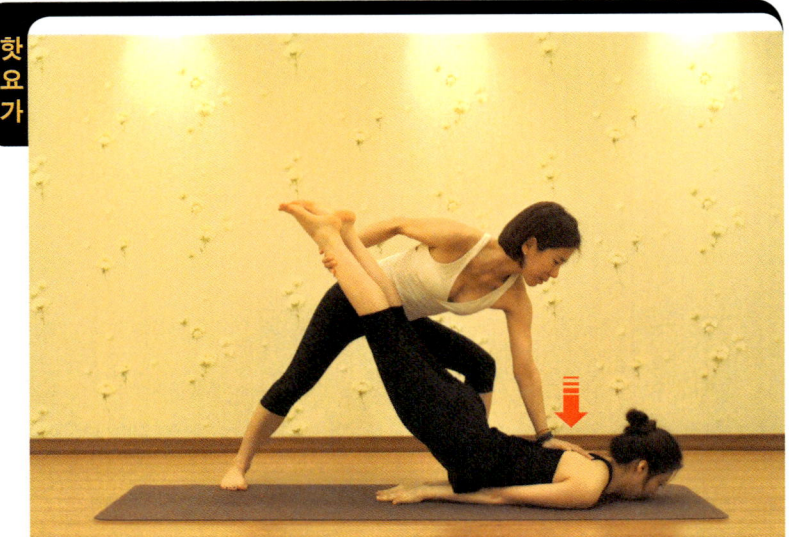

HANDS ON 등뒤 측면에 선다. 다리를 넓게 벌리고 한 다리를 구부린 상태에서 한손으로 두다리를 당겨 올리고 한 손으로는 등을 매트바닥 방향으로 밀어준다.

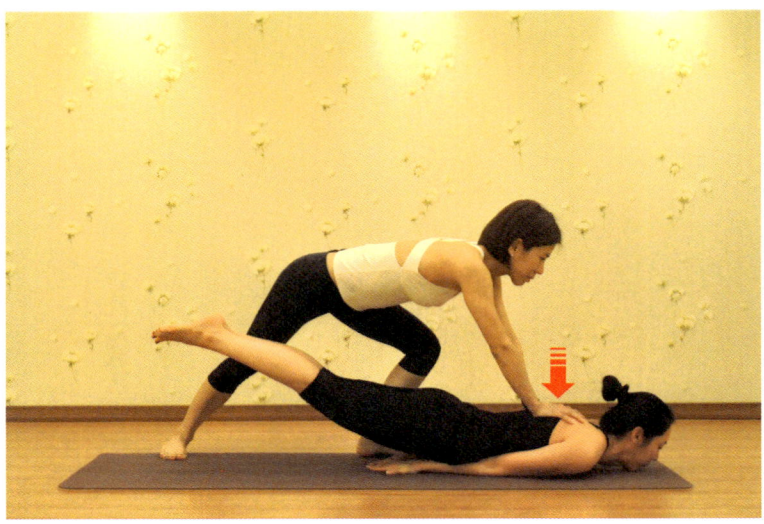

HANDS ON 등 뒤 측면에 선다. 다리를 넓게 벌리고 한쪽 다리를 구부린 상태에서 두 손으로 등을 매트바닥방향으로 밀어준다.

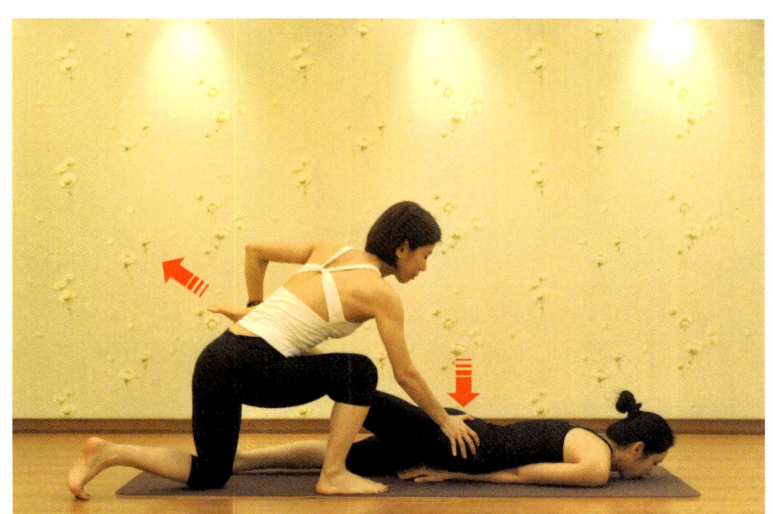

HANDS ON 등뒤 측면에 선다. 한무릎을 세우고 청혼자세로 앉아 차올린 다리의 발등을 안으로 당겨 수평 잡고 엉덩이를 바닥 쪽으로 눌러준다. ★어깨를 바닥에 완전히 밀착하도록 지도하고 골반이 수평잡을수 있도록 도와준다.

Full Locust Pose 일어선 메뚜기자세

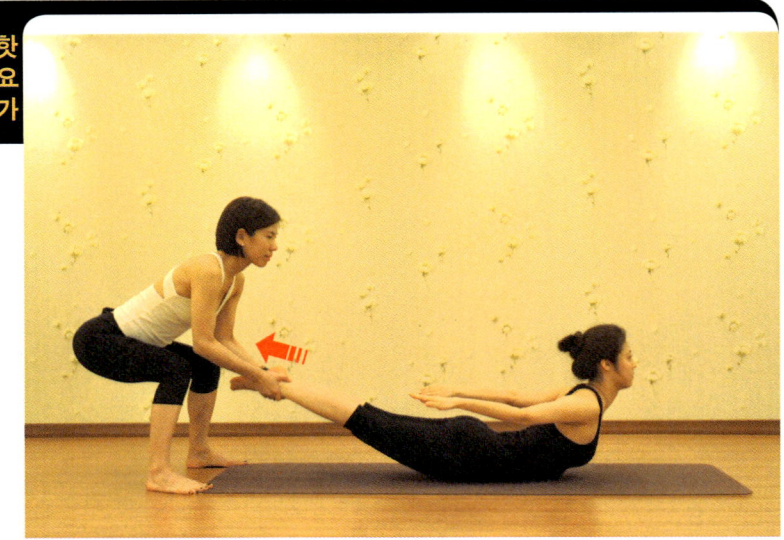

HANDS ON 정면을 바라본 채 발끝에 선다. 양발을 어깨 넓이로 벌려 무릎을 굽힌 자세로 뻗은 두 다리를 되로 당겨 준다

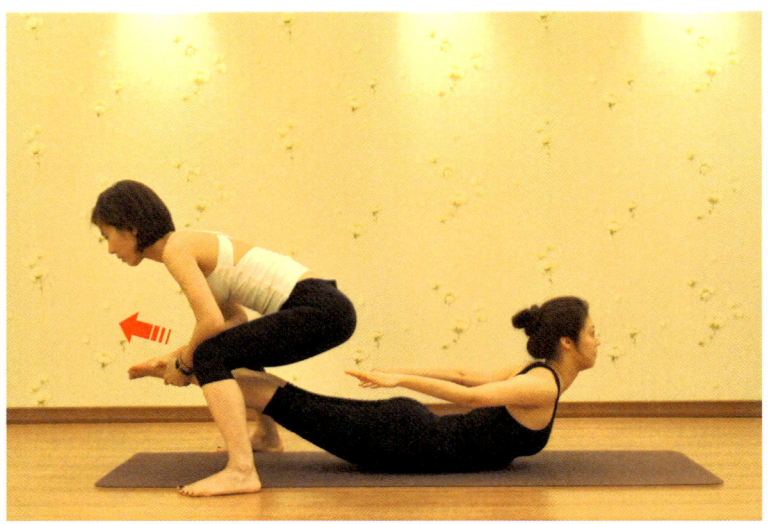

HANDS ON 발끝에서 등을 지고 발끝을 보는 방향으로 선다. 양발을 어깨 넓이로 벌려 무릎을 굽힌 자세로 팔꿈치는 무릎과 허벅지 사이를 밀어주고 양손으로 뻗은 두 다리의 발목을 발끝 방향으로 당겨 준다.

Bow Pose 활자세

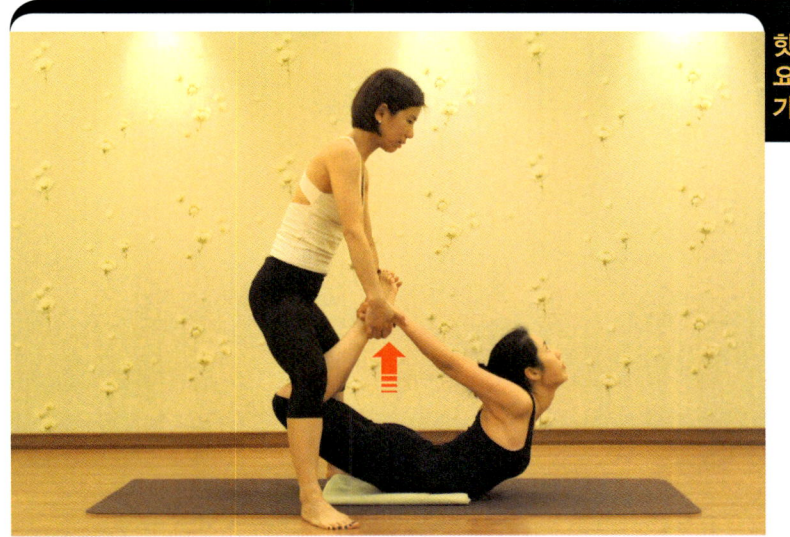

HANDS ON 당겨 올린 두 다리를 사이에 두고 선다. 양다리를 살짝 구부리고 배꼽과 골반이 바닥과 균형을 잡을 상태에서 천장 방향으로 두 발목을 당겨 올려준다.

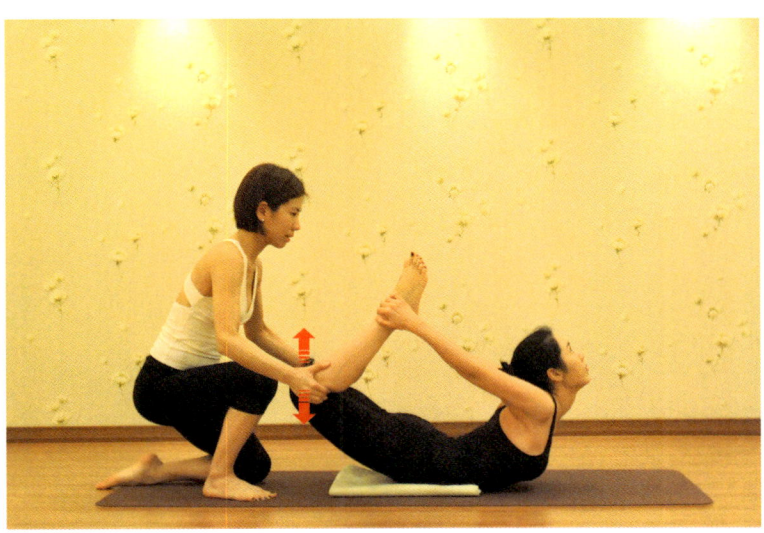

HANDS ON 무릎 뒤에 선다. 한쪽 무릎을 세우고 앉아서 무릎을 천장 쪽으로 당겨 올려준다. ★배꼽과 골반 밑에 두꺼운 타월을 깔아둔다.

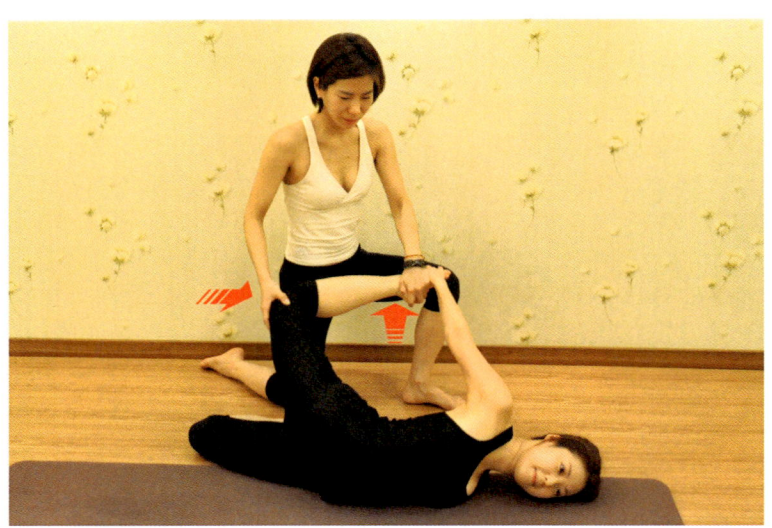

HANDS ON (초보자)무릎관절이 안 좋거나 어깨관절이 심하게 굳은 사람은 측면 활 자세로 만들어 발목을 잡은 손을 활을 당기듯 당겨 준다. 좌우로 충분히 연습 후 완성 동작을 시도한다.

Fixe Firm Pose 누운 영웅자세

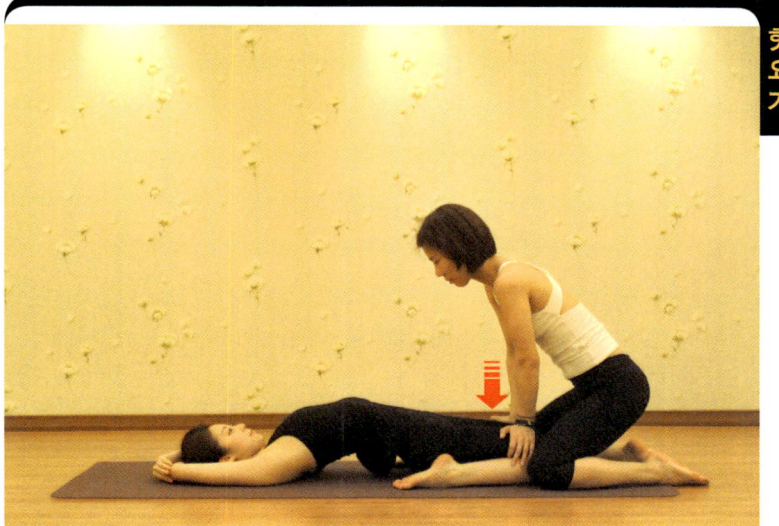

HANDS ON 무릎을 마주 보고 앉는다. 모은 양 무릎을 사이에 두고 양 무릎을 뒤로 구부려 앉아 양손으로 허벅지를 위에서 아래로 밖에서 안으로 방향으로 눌러준다. ★ 무릎 발목 관절과 허리가 아프지 않고 자세를 완성에 가깝게 할 수 있는 사람만 눌러 주어야 한다.

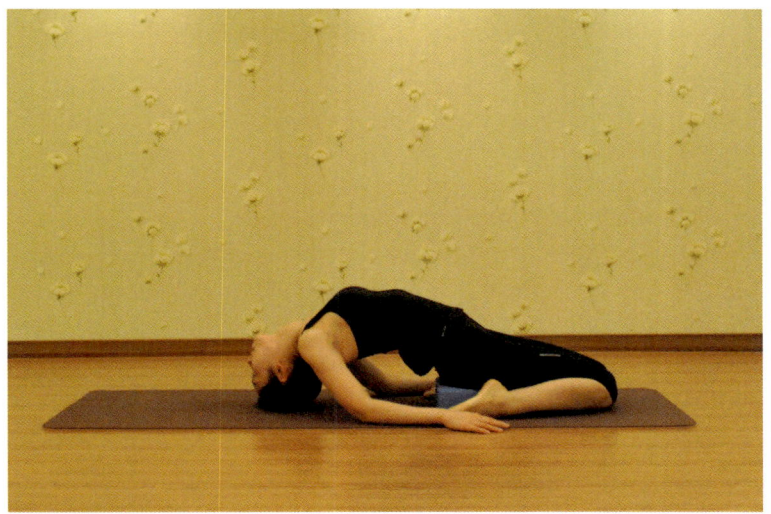

HANDS ON (초보자)엉덩이 밑에 블록이나 두꺼운 담요를 깔아준다. ★무릎 발목 관절과 허리가 아픈 초보자에게 적합하다.

Half Tortoise Pose 반 거북이자세

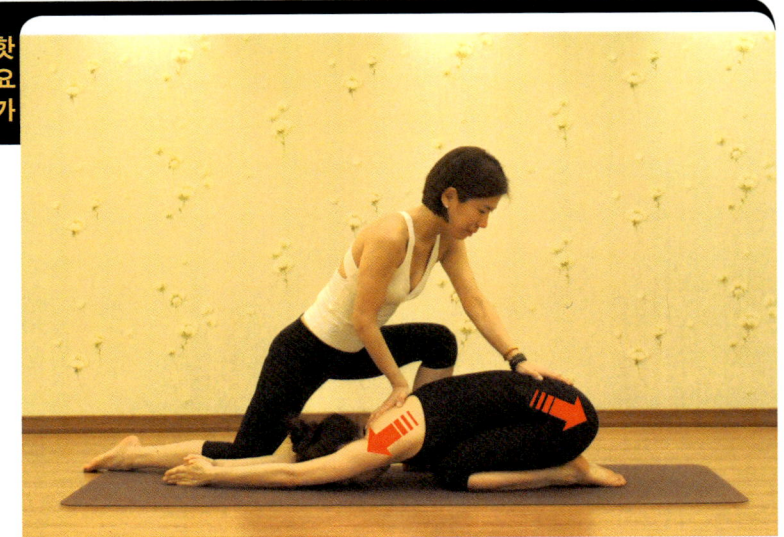

HANDS ON 머리 방향에서 마주 보고 측면에 선다. 한 무릎을 세운 청혼자세에서 천골에 손을 대고 엉덩이 아래 방향으로 밀어주고 한 손은 견갑골 사이에 두고 머리 방향으로 어깨 사이를 밀어준다. 이때 두 손은 척추를 늘려주듯 위, 아래 로 늘려준다.

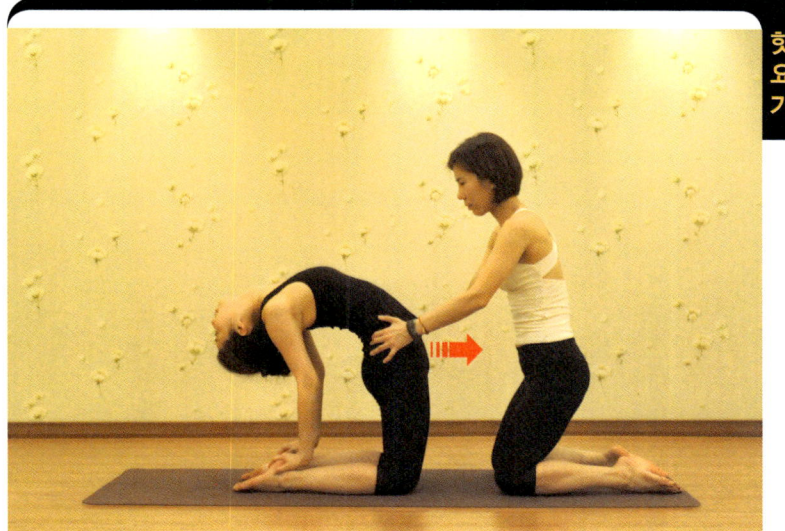

HANDS ON 골반을 마주 보고 선다. 양 무릎을 바닥에 대고 서서 골반을 정면 방향으로 당겨 가슴과 어깨를 열수 있도록 도와준다.

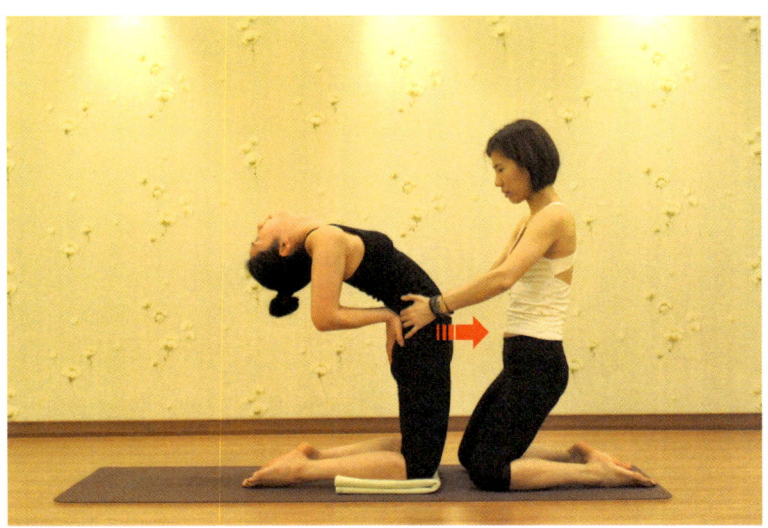

HANDS ON 골반을 마주 보고 선다. 양 무릎을 바닥에 대고 서서 골반을 정면 방향으로 당겨 준다. ★두꺼운 담요를 무릎 밑에 놓아둔다.

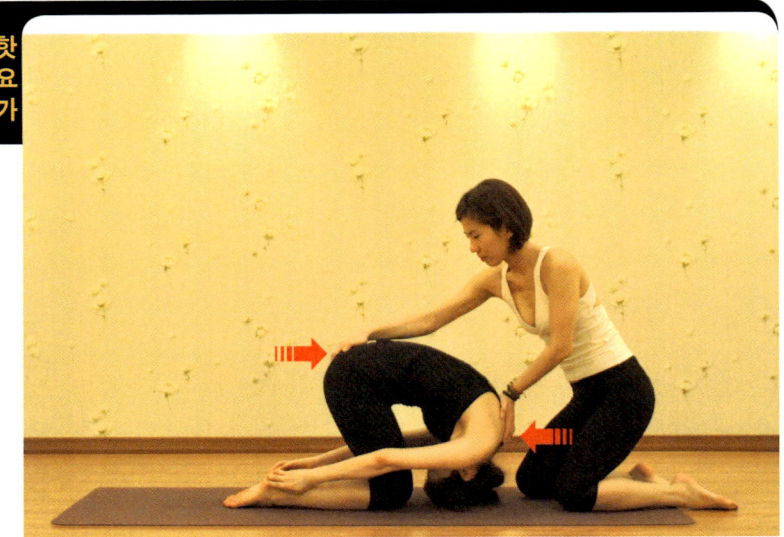

HANDS ON 전굴하는 머리방향에 마주보고 선다. 양무릎을 바닥에 두고 서서 한 손으로 등과 어깨를 지지하고 한손으로 엉덩이를 천장 또는 머리 방향으로 당겨 척추를 늘리는 것을 도와준다.

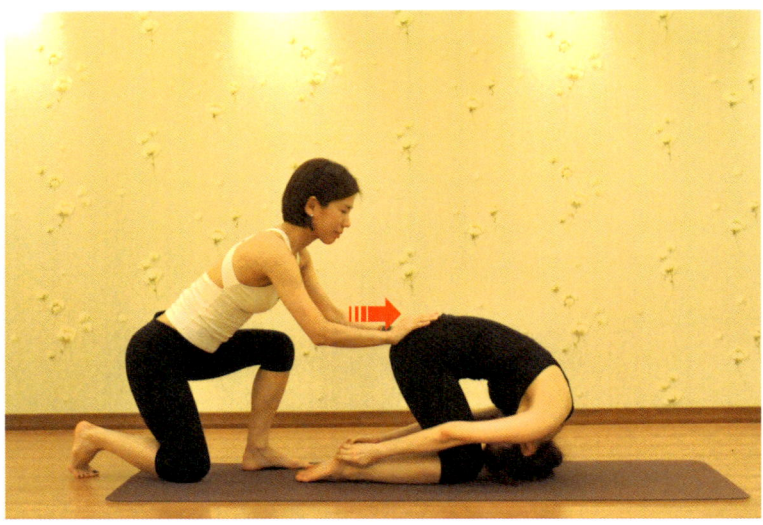

HANDS ON 엉덩이 뒤에서 천골을 정면 방향으로 지긋이 눌러준다.
(*완전한 자세를 완성 할 수 있는 사람에게 적합하다)

HANDS ON 전굴 하는 머리 방향에 마주보고 선다. 한 무릎을 세워 청혼자세를 만들고 한 손을 바닥에서 머리를 받쳐주고 한 손으로 엉덩이를 천장 또는 머리 방향으로 당겨 척추를 늘리는 것을 도와준다.(*머리가 닿을 곳에 두꺼운 담요를 깔아준다.)

핫
요
가

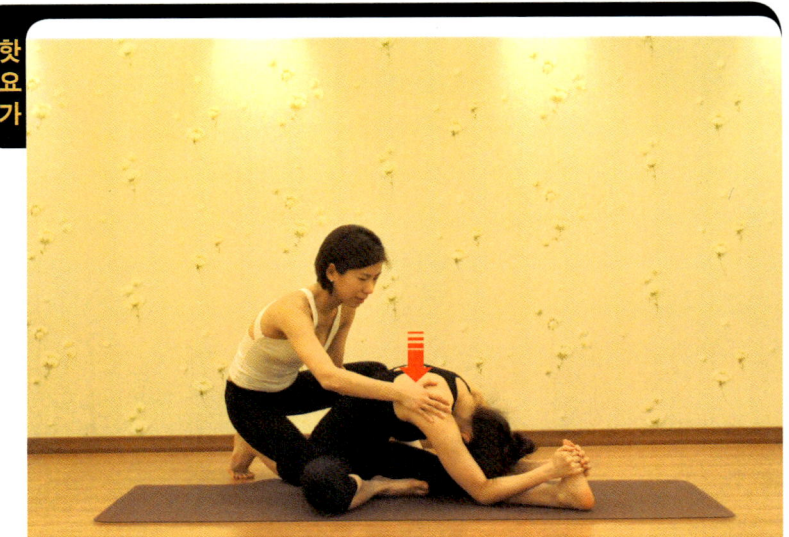

HANDS ON 등 뒤에 한 무릎을 세우고 앉아서 배꼽 안쪽 방향의 어깨와 무릎을 눌러 주고 바깥쪽 골반을 뒤로 당겨 수평 잡는 것을 도와준다. ★발바닥과 허벅지 안쪽이 강하게 밀착하도록 지도한다.

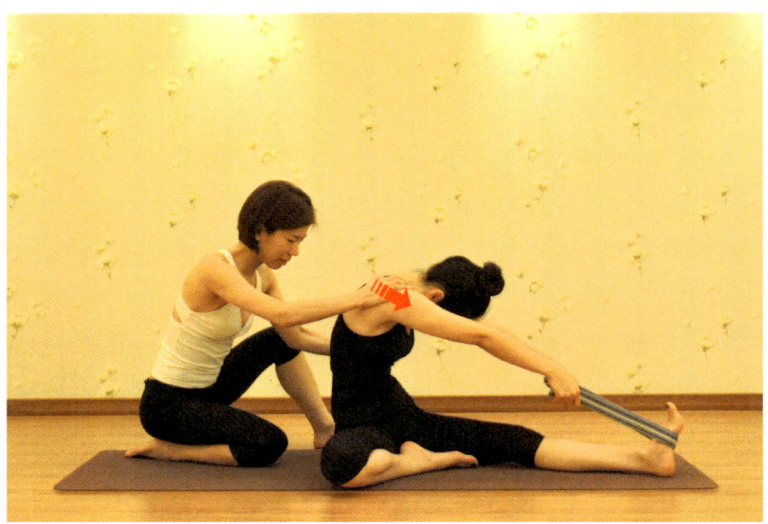

HANDS ON (초보자) 등 뒤에 앉아서 스트랩을 발바닥에 걸게 한 후 어깨를 수평 잡아 등 뒤로 잡아당겨 준다. ★발끝이 잡히지 않는 초보자에게 적합하다.

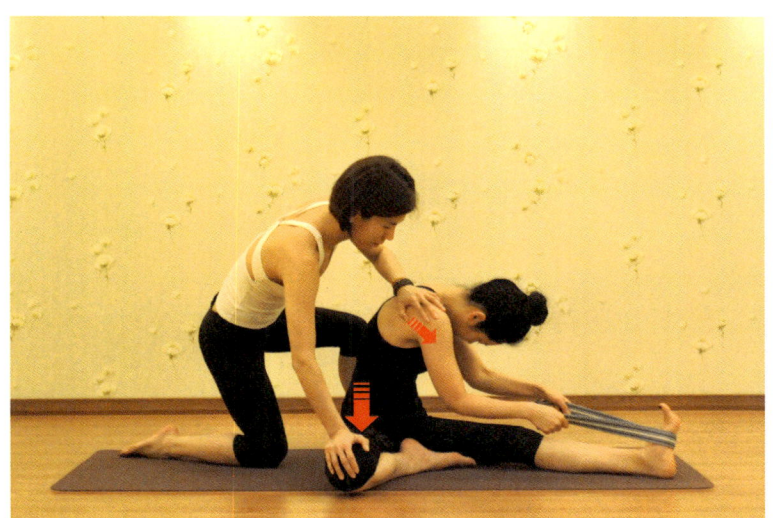

HANDS ON (초보자) 등 뒤에 앉아서 스트랩을 발바닥에 걸게 한 후 어깨를 수평 잡아 등 뒤로 잡아당겨 주고 무릎을 눌러준다. ★발끝이 잡히지 않는 초보자에게 적합하다.

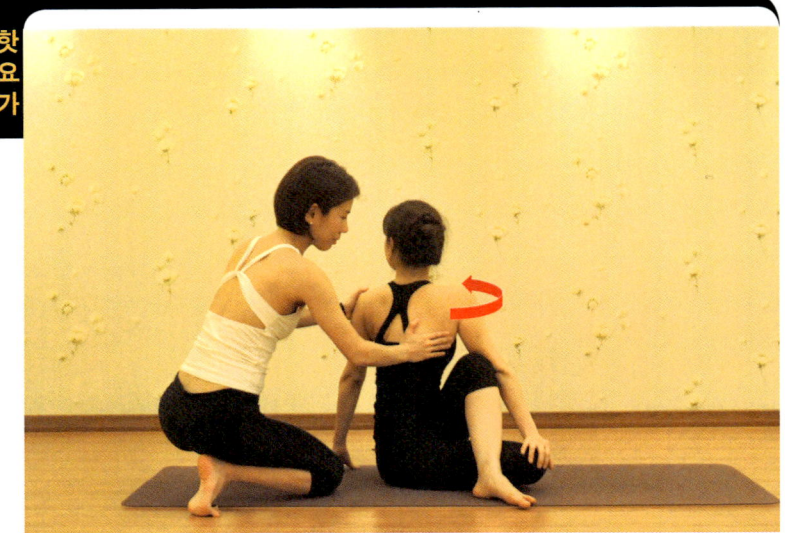

HANDS ON 한쪽 무릎을 세우고 등 뒤에 앉아서 비트는 방향 바깥쪽 어깨를 열어 밖으로 당겨주고 안쪽 방향 등은 뒤쪽에서 밀어 어깨를 수평 잡고 척추를 세울 수 있도록 도와준다.

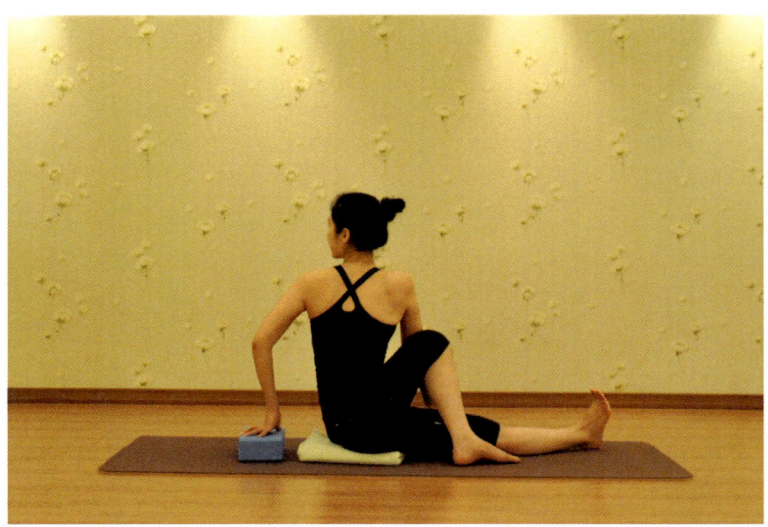

HANDS ON (초보자) 두꺼운 담요를 깔고 앉아서 한 다리는 펴고 한 다리를 세워 동작을 만든다. 지탱하는 손을 블록 위에 두어 팔꿈치를 구부린 상태로 척추와 가슴을 비틀어 동작을 만들도록 지도한다. ★몸은 뒤로 눕지 않고 척추를 위로 세우며 어깨와 어깨가 수평을 이루어야 한다.

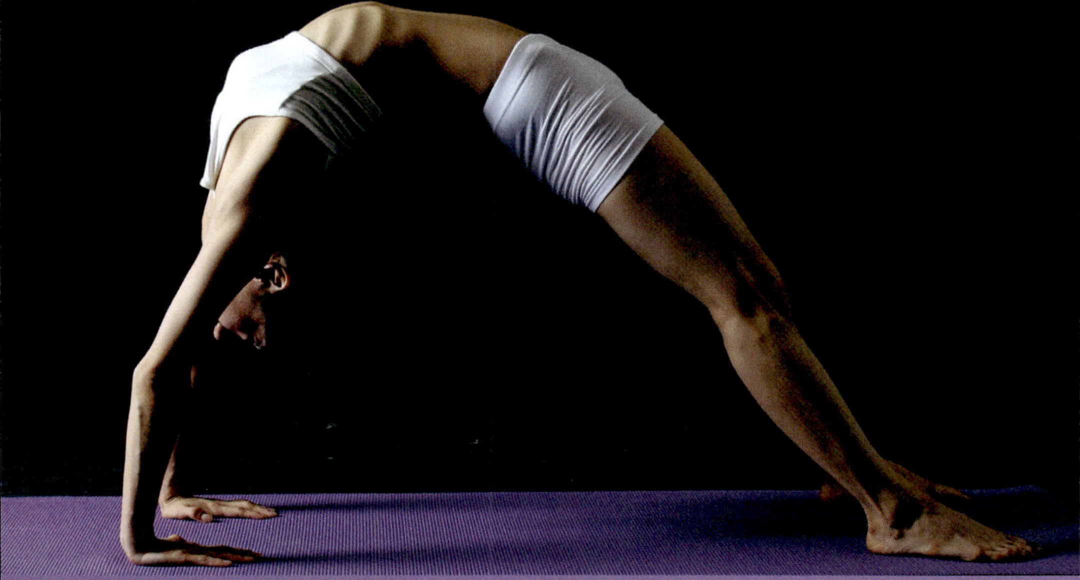

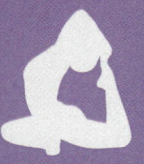

둘이서 하는
쉬운 요가,
편안한 요가

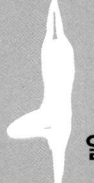 **알고가기**

커플 또는 두 사람이 편안하고 쉽게 즐길 수 있는 몇 가지 요가 동작입니다. 또는 파트너로 짝을 지어 그룹으로 수업을 진행하실 수 있습니다. 지도자와 회원 간의 수업이 아니라 회원들 간의 파트너로 수업을 지도하실 때에는 신장이 비슷하거나 유연성이 비슷한 사람끼리 파트너가 되도록 지도하는 것이 좋습니다.

서로의 유연성과 힘의 강도를 조절하여 파트너가 서로 편안할 수 있도록 배려하고 서로를 신뢰할 수 있도록 지도해야 부상이 없을 것입니다. 초보자는 한 동작을 오래 유지하기 보다는 한 사람씩 번갈아가며 동작을 여러 번 반복하여 효과를 느낄 수 있도록 지도하도록 합니다.

2인 보트자세-1(초보자)

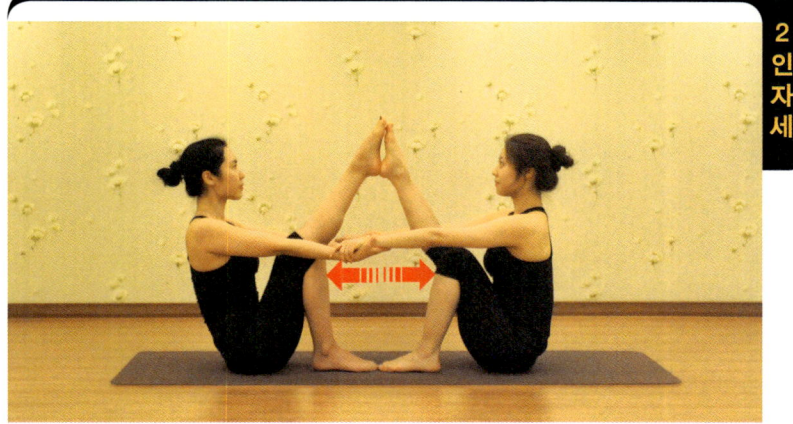

① 양 무릎을 세우고 마주 보고 앉는다. ② 양 손목을 마주 잡고 차례로 한 발바닥씩 마주 댄 상태로 밀어주면서 복부의 힘을 이용하고 두 다리를 펴서 무릎 뒤의 오금을 늘려준다

2인 보트자세-2

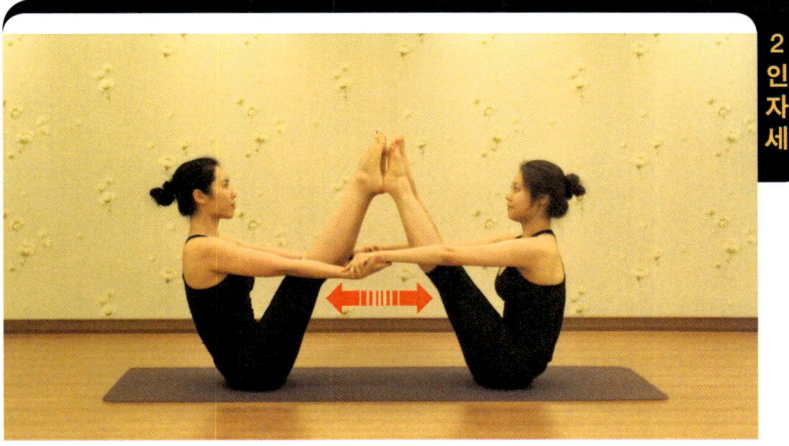

① 양 무릎을 세우고 마주 보고 앉는다. ② 양 손목을 마주 잡고 차례로 한 발바닥씩 마주 댄 상태로 밀어주면서 복부의 힘을 이용하고 두 다리를 펴서 무릎 뒤의 오금을 늘려준다

앉아서 전굴 2인-1

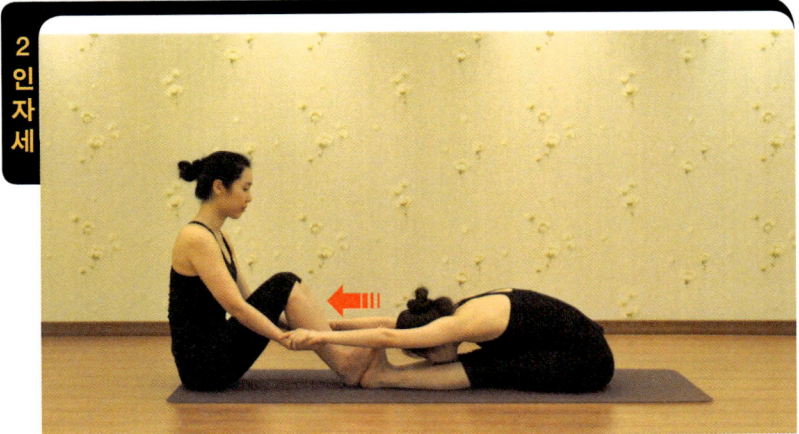

① 서로 마주 본 상태로 두 다리를 펴고 앉는다. ② 한 사람이 양 무릎을 세우고 앉아서 두 사람의 양발바닥을 마주 댄다. ③ 양 손목을 서로 맞잡고 다리를 펴고 앉은 사람은 상체를 앞으로 구부리고 반대편 사람은 당겨 준다. ★전굴자세를 취하는 사람의 유연성을 고려하여 발바닥을 얼굴 쪽으로 밀어주고 두 사람 모두 어깨가 불편하지 않도록 당겨 준다.

앉아서 전굴 2인-2

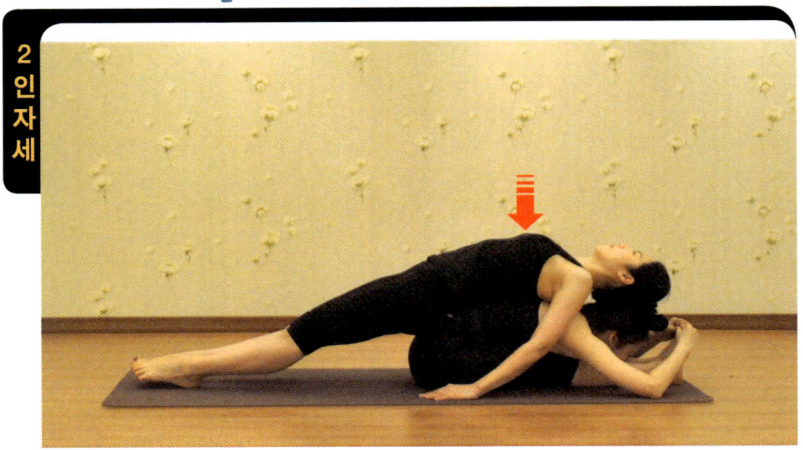

① 등을 마주 대고 두 다리를 펴고 앉는다. ② 한 사람이 발끝을 잡고 상체를 앞으로 구부리고 다른 한 사람의 등에 대고 뒤로 누워서 양손으로 바닥을 짚어 체중을 전굴하는 사람에게 실어 밀어준다.

앉아서 전굴 2인-3(초, 중급자)

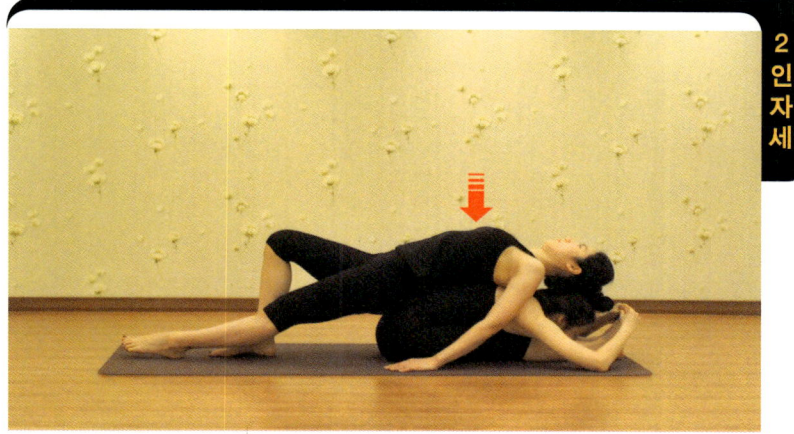

① 등을 마주 대고 두 다리를 펴고 앉는다. ② 한 사람이 발끝을 잡고 상체를 앞으로 구부리고 다른 한 사람의 등에 대고 뒤로 누워서 한쪽 무릎을 세워 발바닥과 양손으로 바닥을 짚어 체중을 전굴하는 사람에게 실어 밀어준다.

2인 박쥐-1

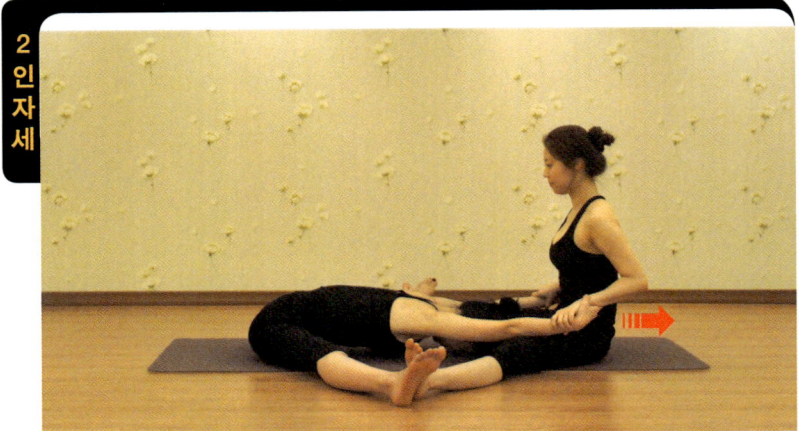

① 양다리를 벌리고 마주 앉는다(유연성이 좋지 않은 사람의 발목 안쪽을 유연성이 좋은 사람이 발바닥으로 살짝 밀어주고 앉는다). ② 한 사람이 상체를 앞으로 구부리고 반대편 사람을 천천히 마주 잡은 손목을 당겨 준다. ★두 사람 다 유연성이 좋을 경우 앉아 있는 사람이 손목을 잡은 상태로 상체를 뒤로 누우면서 당겨주는데 이때 몸에 힘을 너무 많이 주지 않도록 한다.

2인 박쥐-2

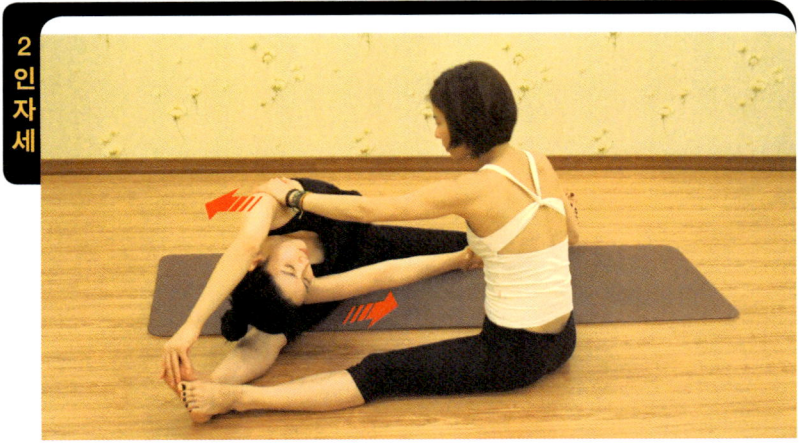

① 양다리를 벌리고 마주 앉는다(유연성이 좋지 않는 사람의 발목 안쪽을 유연성이 좋은 사람이 발바닥으로 살짝 밀어주고 앉는다). ② 늘린 사람은 상체를 옆으로 구부려 발끝을 잡고 구부리는 방향 쪽의 어깨를 정면으로 보여준다.

HANDS ON 바깥쪽 어깨를 잡아 천장 쪽으로 더 보여주고 안쪽의 손목을 잡아 밑에 있는 어깨를 정면 쪽으로 더 당겨 도와준다.

2인 박쥐-3

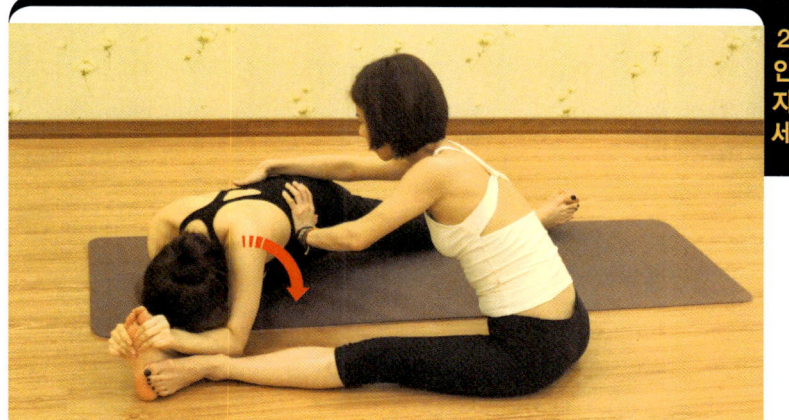

① 양다리를 벌리고 마주 앉는다(유연성이 좋지 않는 사람의 발목 안쪽을 유연성이 좋은 사람이 발바닥으로 살짝 밀어주고 앉는다). ② 늘린 사람은 몸통 전체를 오른쪽이나 왼쪽으로 비틀어 한 발끝을 잡고 상체를 구부려 가슴을 무릎 쪽으로 밀착시킨다.

HANDS ON 등과 어깨와 골반이 수평 잡을 수 있도록 몸통을 배꼽 안쪽 방향을 비틀어 당겨 준다.

2인 서서 전굴-1

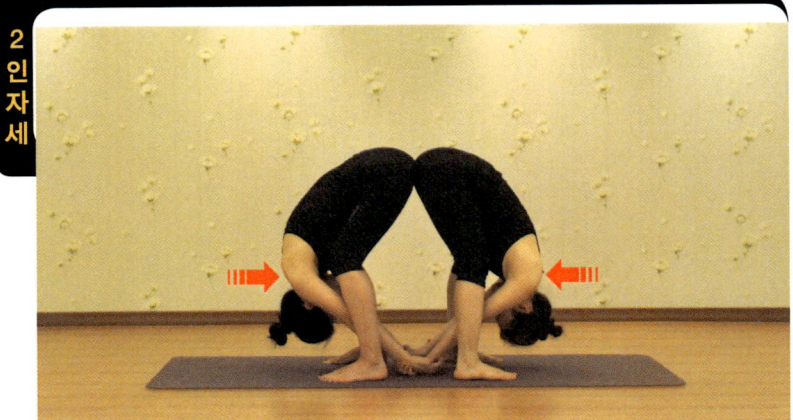

① 양다리를 어깨 넓이로 벌리고 등을 마주대고 선다. ② 이때 두 사람의 뒤꿈치는 멀리한 채 상체를 앞으로 구부리고 양 손목을 마주 잡는다. ③ 천천히 엉덩이를 마주대고 무릎을 굽히고 두 사람 각각 상체를 앞으로 더 깊게 구부려 가슴과 허벅지를 밀착시키려고 노력한다.

2인 서서 전굴-2

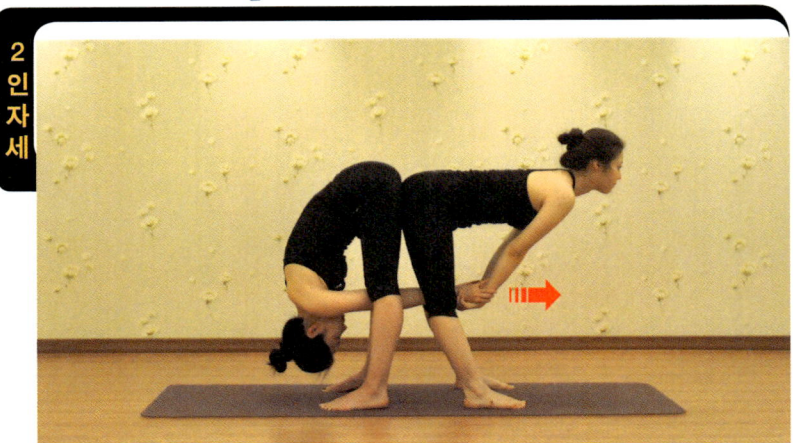

① 양다리를 어깨 넓이로 벌리고 등을 마주 대고 선다. ② 이때 두 사람의 뒤꿈치는 조금 떨어뜨린 채로 엉덩이를 마주대고 상체를 앞으로 구부리고 무릎 사이로 양 손목을 맞잡는다. ③ 손목을 서로 잡은 상태로 한 사람은 상체를 앞으로 구부리고 다른 한 사람은 정면을 본 상태에서 양 손목을 살짝 잡아당기면서 등을 펴준다. ★전굴자세를 취하는 사람의 유연성을 고려하면서 천천히 상체를 들어 올려야 한다.

2인 어깨 늘이기

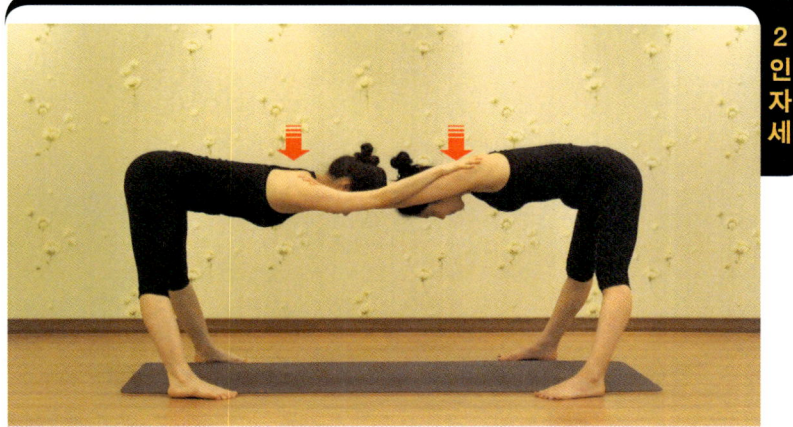

① 양다리를 어깨 넓이로 벌리고 얼굴을 마주 보고 선다. 양손을 서로의 어깨에 올리고 상체를 앞으로 천천히 숙여준다. 여기서 괜찮으면 어깨를 마주 잡은 상태로 상체를 좌우로 비틀어준다. ★벌리고 양발의 간격과 상체를 숙이는 각도를 조절하여 오금의 유연성을 늘리고 어깨를 늘려준다.

2인 삼각자세-1

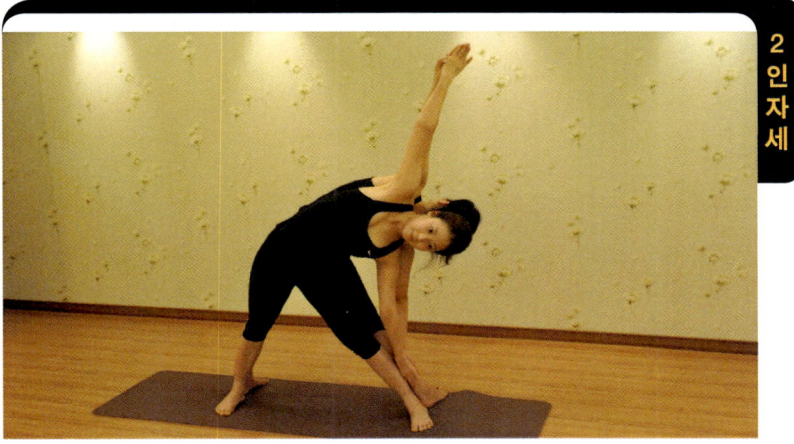

① 양다리를 어깨 넓이 두 배 반쯤을 벌리고 등을 대고 선다. ② 양팔을 벌려 손목을 크로스 한 채로 손바닥을 마주 대고 등과 뒤꿈치와 엉덩이 어깨를 밀어 주면서 좌우로 옆구리를 확장하여 삼각자세를 만들어준다. ★이때 골반을 정면으로 밀어주고 엉덩이를 뒤로 빼지 않아야 한다.

2인 삼각자세-2

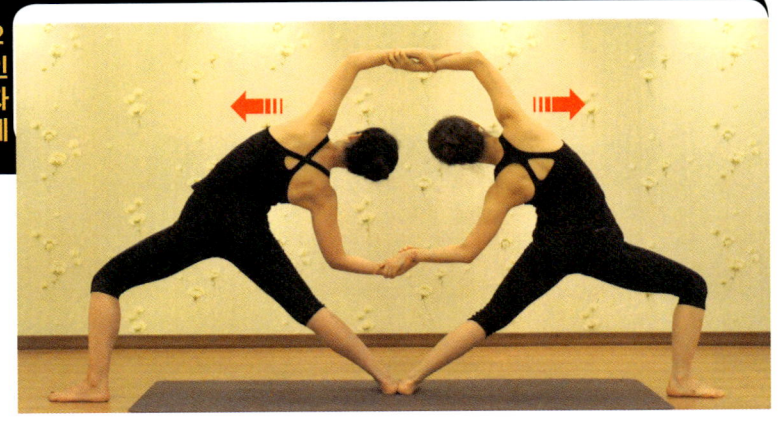

① 옆으로 서서 한 발 날을 마주 대고 선다. ② 양발을 어깨 넓이의 두 배 반 정도 벌리고 두 사람 각각 바깥쪽 발을 90도 밖으로 돌려 무릎을 직각으로 구부린다.③ 이때 안쪽과 바깥쪽 손목을 서로 어깨 위에서 옆으로 마주 잡고 무릎을 바깥쪽으로 구부리면서 서로 당겨 준다. ★이때 서로의 유연성을 고려하면서 바깥쪽 어깨와 옆구리를 늘려주고 골반을 정면 보여 주도록 하는데 어깨에 힘을 너무 주지 않도록 한다.

메뚜기자세 변형

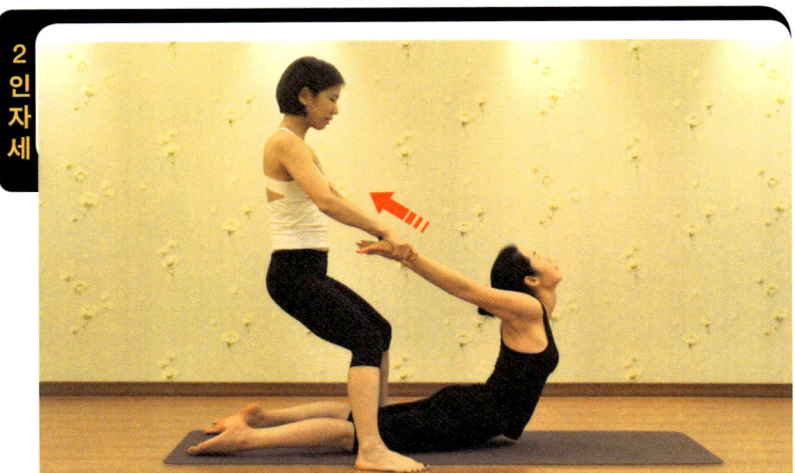

①한 사람이 뒤꿈치를 어깨 넓이 정도 벌리고 복부를 매트바닥에 대고 눕는다. ②한 사람은 몸통을 두 다리 사이에 두고 등 뒤에 선다. ③무릎을 구부리고 기마자세로 손목을 뒤로 잡고 상체를 당겨 올려 어깨를 열어준다. ★이때 잡아당기는 사람은 등이 말려 올라가지 않도록 허리를 보호하고 후굴하는 사람은 몸에 힘을 너무 주지 않도록 해야 한다.

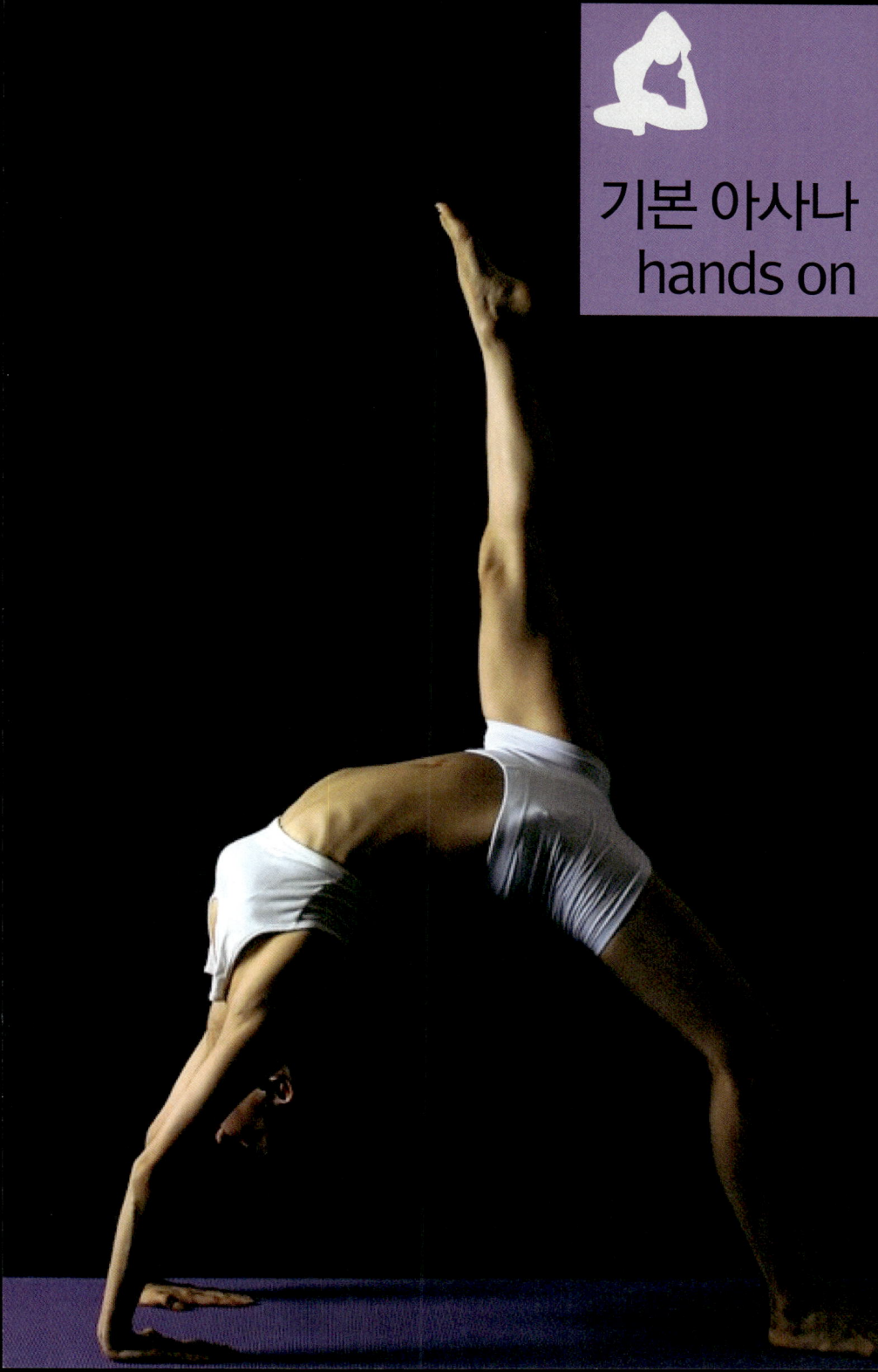

기본 아사나
hands on

나비자세

양발바닥을 마주 대고 두 발을 회음부 쪽으로 당겨 앉고 상체를 앞으로 구부린다.

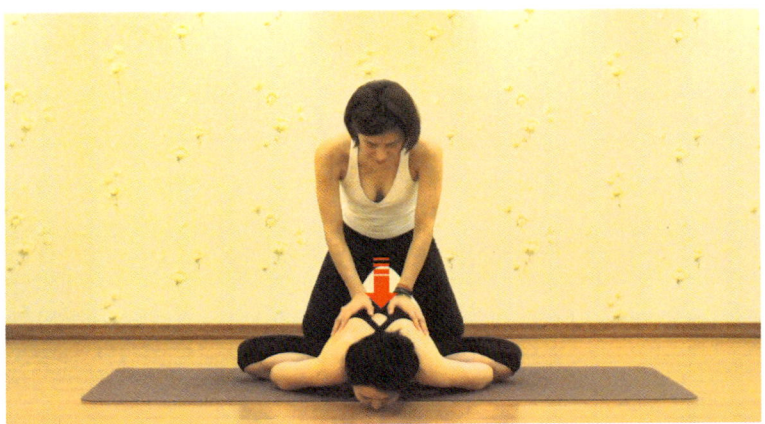

HANDS ON 1 (상급자) 허벅지에 양 무릎을 대고 골반을 열어주고 양손으로 등을 천천히 정면 방향으로 밀어 등을 펴도록 도와준다.

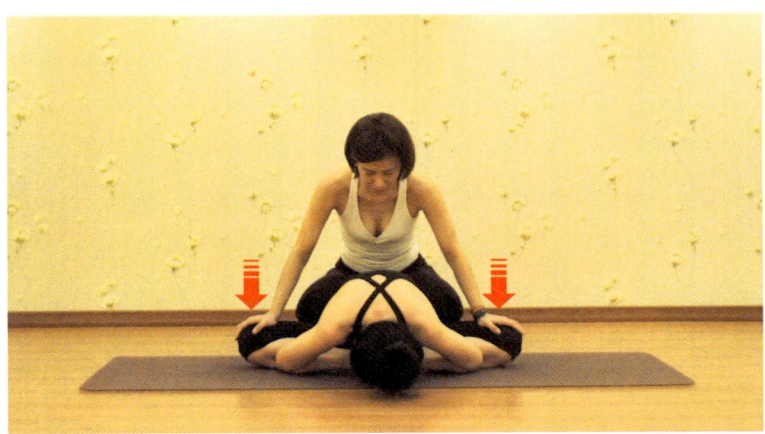

HANDS ON 2 (초급자) 허벅지에 양 무릎을 살짝 대고 손바닥으로 무릎을 천천히 눌러 골반을 여는 것을 도와준다. ★나비자세를 취하는 사람의 유연성을 고려하여 천천히 열어주고 체중으로 과도하게 누르지 않아야 한다.

아기자세

양 무릎을 꿇고 앉는다. 이마는 바닥에 대고 엉덩이는 뒤꿈치에 올려 놓은 채 두 손은 엉덩이 옆에 두어서 어깨의 힘을 뺀다.

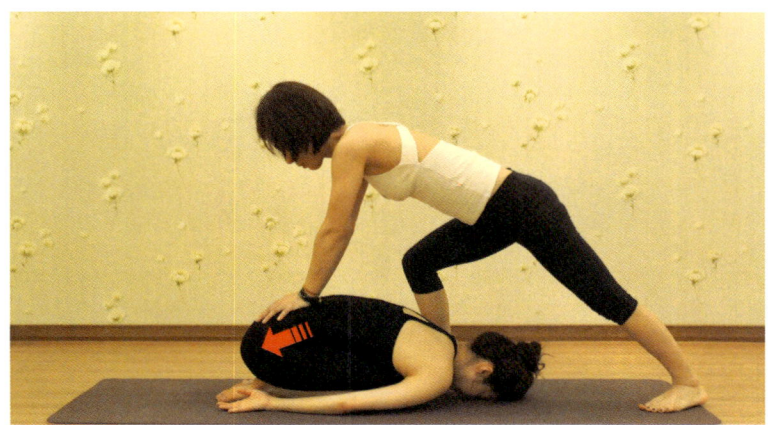

HANDS ON 1 어깨 옆에서 한 다리의 무릎을 굽히고 한 다리는 멀리 편 상태로 선다. 양손을 천골에 대고 엉덩이 아랫방향으로 밀어준다.

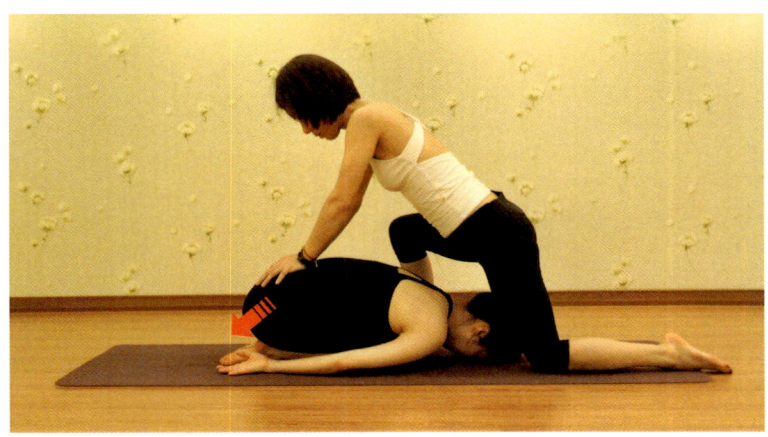

HANDS ON 2 머리 위에서 한 무릎을 세우고 양손을 천골에 대고 엉덩이 아랫방향으로 밀어 허리를 편하게 도와준다.

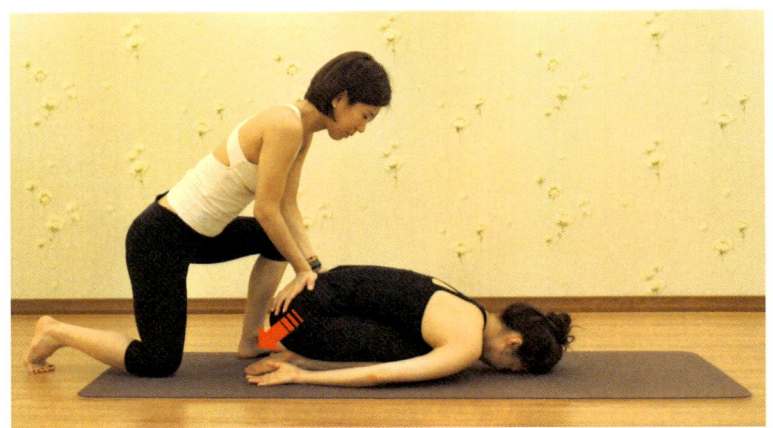

HANDS ON 3 등 뒤에서 한 무릎을 세우고 양손을 천골에 대고 엉덩이 아랫방향으로 밀어 허리를 편하게 도와준다. ★두 손바닥으로 누를 때 팔꿈치를 완전히 펴지 않도록 하고 어깨에 무리하게 힘을 싣지 않아야 한다. 천천히 체중을 옮겨서 받는 사람의 허리와 척추가 편하도록 시행한다.

박쥐자세

양다리를 벌리고 상체를 앞으로 구부린다.

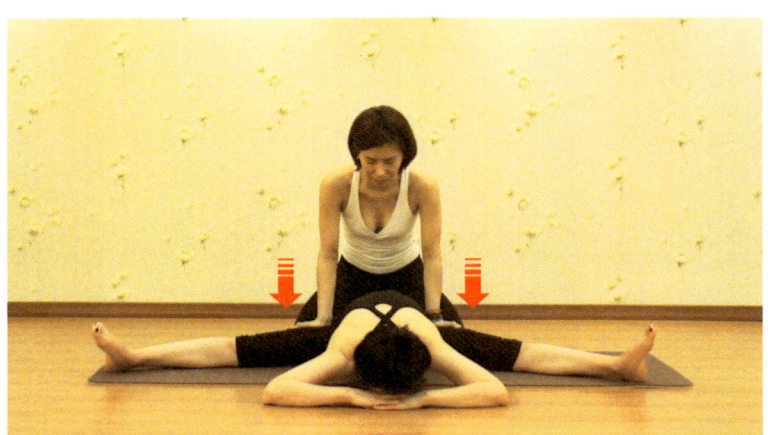

HANDS ON 등 위에 양 무릎을 구부리고 반자세로 앉아서 양쪽 골반과 허벅지를 천천히 앞쪽으로 열어준다.

앉아서 비틀기

두 다리를 펴고 앉아서 한 다리 무릎의 세워 바닥에 있는 다리 무릎 바깥쪽에 갖다놓는다. 펴고 있는 다리는 안으로 접고 세운다리 반대쪽 팔꿈치 위를 세운다리 바깥쪽에 갖다 대고 상체를 뒤로 비튼다.

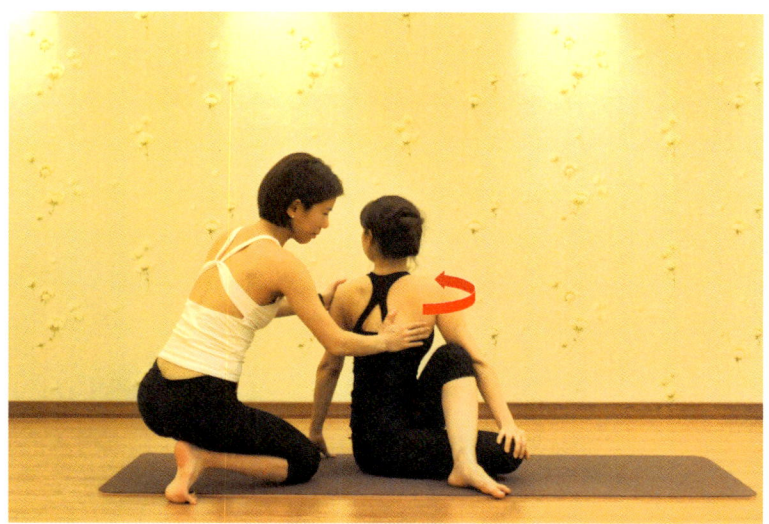

HANDS ON　두다리를 펴고 앉는다. 왼쪽 무릎을 세워 왼발 발바닥을 오른쪽 무릎 바깥쪽에 갖다 둔다. 펴고있던 오른쪽 다리를 안으로 접어 오른발을 왼쪽 엉덩이 옆에 놓아둔다. 오른쪽 팔꿈치 윗부분을 왼쪽 무릎 바깥쪽에 갖다 대고 오른쪽 무릎을 잡은 상태로 상체를 왼쪽으로 비튼다. (반대쪽도 시행)

앉아서 한 다리 안으로 접고 상체 구부리기

두 다리를 앞으로 펴고 앉는다. 한 다리를 안으로 접어 발바닥을 허벅지에 밀착시킨다.

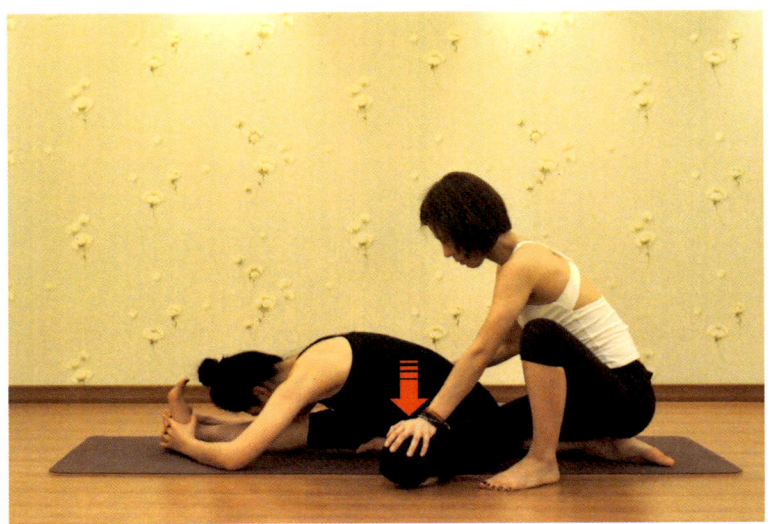

HANDS ON 엉덩이 밑에 두꺼운 타월을 놓고 자세를 만들게 한다. 등 뒤에서 한 무릎을 세우고 앉는다. 안으로 접은 다리의 무릎을 바닥 쪽으로 눌러주고 한 손으로는 반대쪽 골반을 뒤로 당겨 양쪽 엉덩이가 수평을 잡도록 도와준다.

한 무릎 뒤로 구부리고 양 무릎 붙여 앉아서 상체 구부리기

두 다리를 앞으로 펴고 앉는다. 한 다리를 뒤로 접어 발목과 발등을 엎 드린 상태로 엉덩이 옆에 갖다 댄다. 이때 양 무릎은 정면을 바라보며 무릎사이를 밀착시킨다.

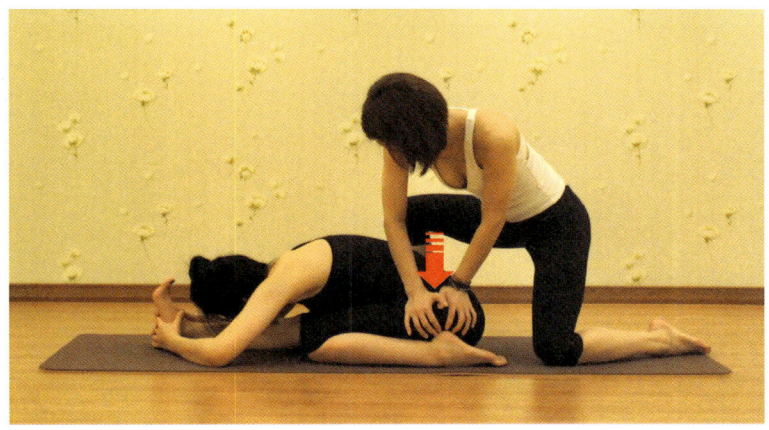

HANDS ON 1 등 뒤에 한 무릎을 세우고 앉아서 구부린 다리의 엉덩이를 바닥 쪽으 로 눌러준다.

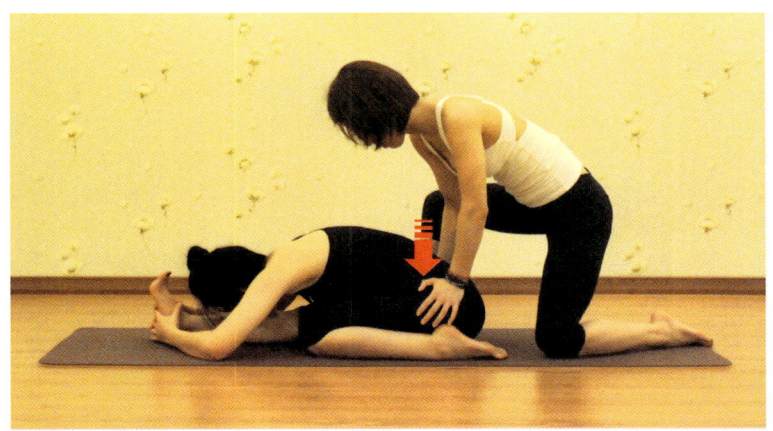

HANDS ON 2 등 뒤에 한 무릎을 세우고 앉아서 양 골반을 수평으로 잡아당겨 올려 준다. ★이때 양쪽 엉덩이가 바닥에 닿을 수 있도록 그리고 양 어깨가 수평인 상태로 척추를 펼 수 있도록 지도한다.

왜가리 자세 변형

두꺼운 타월을 엉덩이 밑에 놓아두고 자세를 만들게 한다. 두 다리를
펴고 앉아 한 다리를 가슴 쪽으로 당긴다.

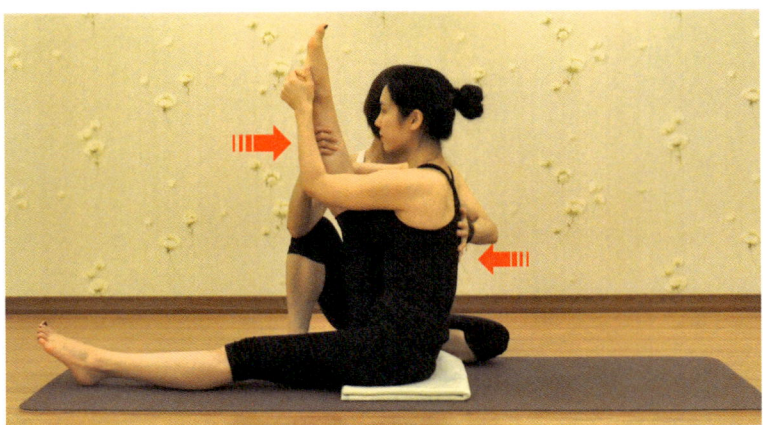

HANDS ON 1 당겨 올리는 다리의 측면에 앉아서 등을 밀어 척추를 세워주고 당기는
다리의 무릎을 펼 수 있도록 다리와 상체를 천천히 밀어준다.

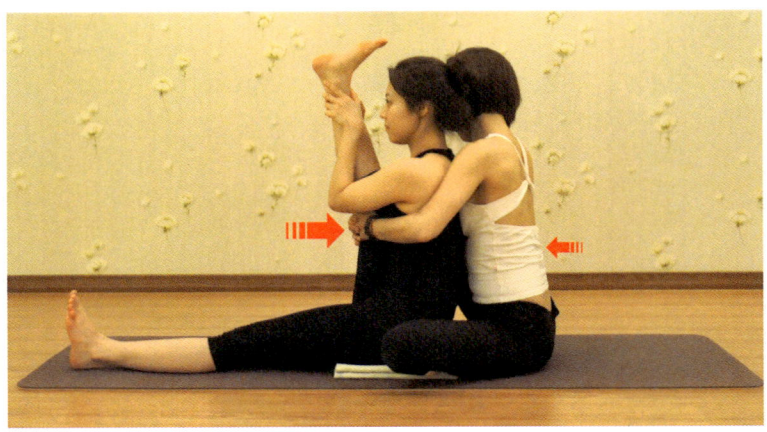

HANDS ON 2 등 뒤에서 가슴을 밀착하고 앉아서 몸통과 당겨 올린 다리를 가슴 쪽
으로 당겨 준다. 이때 척추를 세우고 무릎을 펼 수 있도록 천천히 당겨 안아준다.

서서 앞으로 상체 구부리기

두 발을 모으고 서서 상체를 앞으로 구부린다.

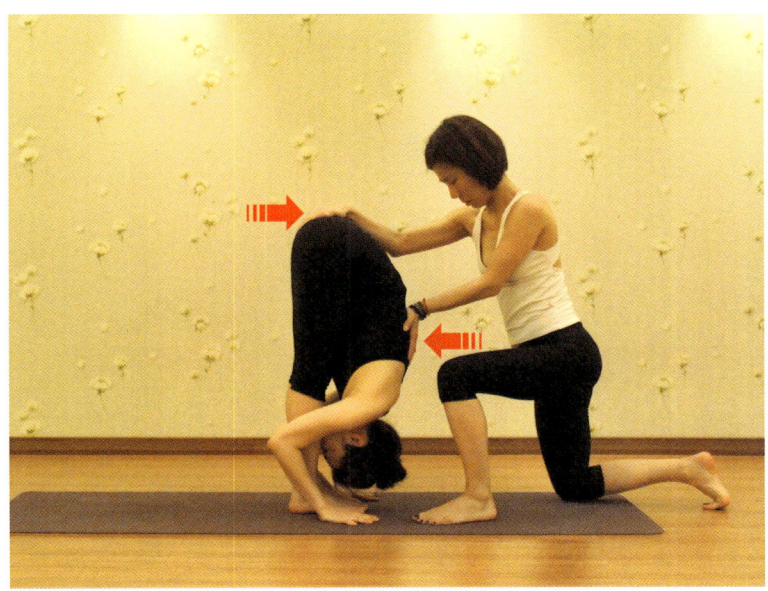

HANDS ON 1 등 뒤에 한 무릎을 세우고 서서 한 손바닥으로 등을 아래쪽으로 밀어 주고 한 손으로는 꼬리뼈를 천장 쪽으로 당기듯이 엉덩이를 발끝 방향으로 당겨 준다. ★유연성을 고려하여 천천히 상·하체를 서로 밀어준다.

한 다리 올려 차면서 상체 구부리기

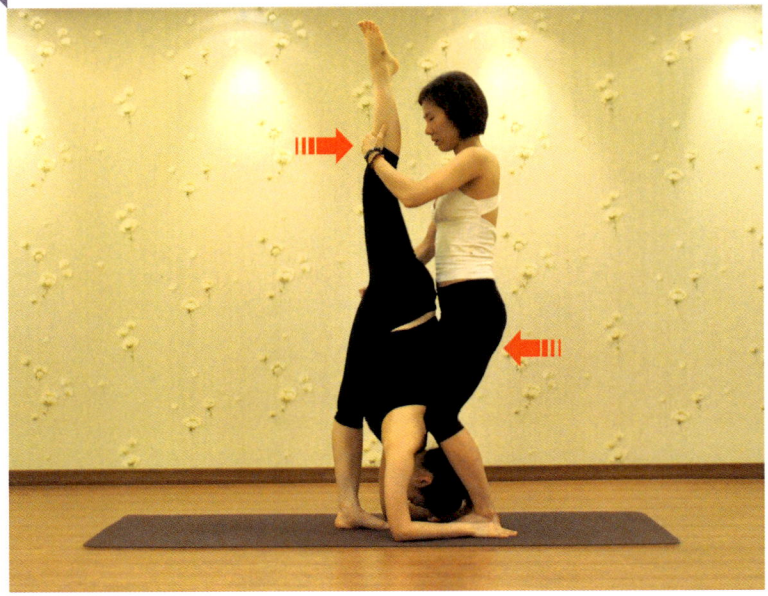

HANDS ON 등 뒤에서 견갑골에 양 무릎을 구부려 서 있는 다리 쪽으로 밀어주고 차올린 다리를 몸통 쪽으로 당겨 준다.

고양이자세

무릎 밑에 타월을 놓고 양 무릎과 양 손바닥을 어깨 넓이로 벌리고 테이블 자세를 만든다.

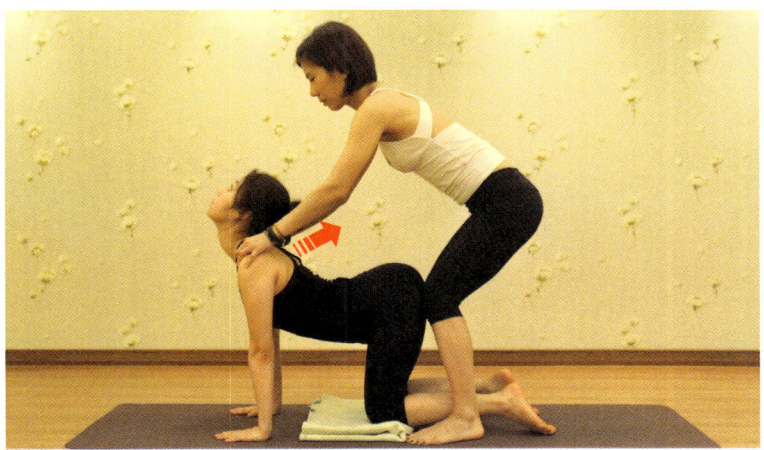

HANDS ON 1 양 무릎을 구부려 엉덩이 뒤에 대고 선다. 양 어깨를 뒤로 당겨 가슴은 정면, 등은 아래로 오목하게 만들 수 있도록 도와준다.

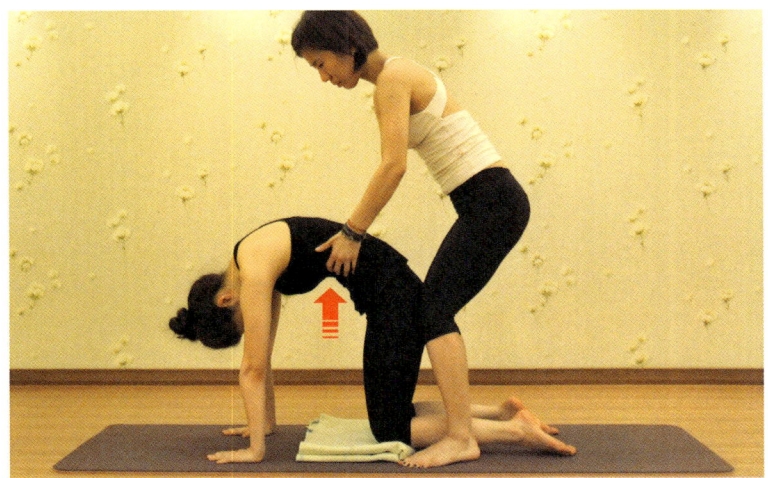

HANDS ON 2 무릎을 구부려 엉덩이 뒤에 대고 선다. 등을 위로 볼록하게 만들 수 있도록 천장으로 당겨 올려준다. ★이때 골반과 어깨의 위치가 앞뒤로 움직이지 않도록 도와 목에서부터 꼬리뼈까지 척추가 위, 아래로 움직일 수 있도록 특히 가슴과 등이 움직일 수 있도록 도와준다.

반아치자세

천장을 보고 등을 바닥에 대고 눕는다. 두 발바닥을 바닥에 대고 무릎을 세운 상태에서 양다리를 어깨 넓이로 벌린다. 손바닥을 바닥에 두고 엉덩이를 천장으로 들어 올린다.

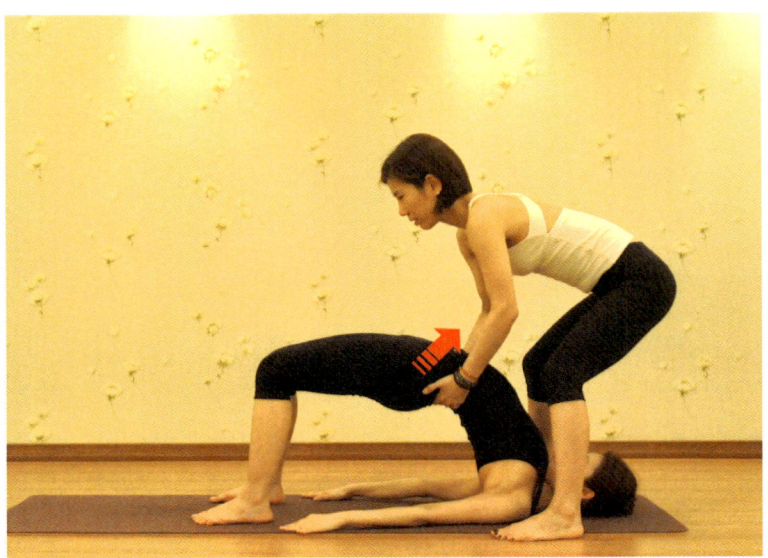

HANDS ON 어깨 위에서 양발을 벌리고 선다. 무릎을 굽히고 기마자세로 상체를 조금 앞으로 구부려 골반을 천장으로 올려주듯 당겨 준다. ★두 사람 모두의 허리에 무리가 되지 않도록 자세를 시행한다.

테이블자세

양쪽 무릎을 세워 발바닥을 바닥에 두고 앉는다. 양 손바닥으로 엉덩이 뒤에 바닥을 짚고 엉덩이와 골반을 천장 쪽으로 들어올린다. 이때 양손과 양발은 어깨 넓이로 벌리고 완전히 들어 올린 후 목의 긴장을 풀고 머리를 뒤로 넘긴다.

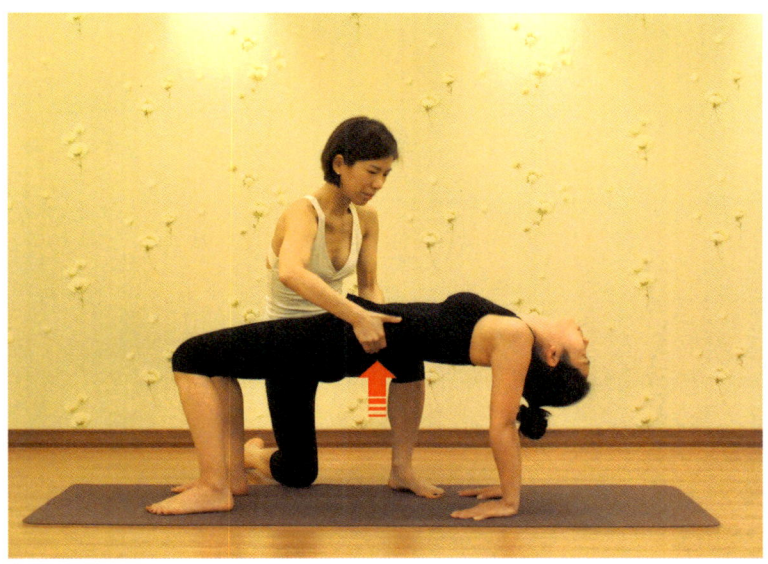

HANDS ON　몸통 측면에 한 무릎을 세우고 앉아서 허리와 골반을 당겨 천장 쪽으로 올려준다. 이때 어깨의 힘으로 자세를 버티지 않도록 도와준다.

위로 향한 활 자세

천장을 보면서 등을 바닥에 대고 눕는다. 두 발바닥을 바닥에 대고 무릎을 세운 상태에서 양다리를 어깨 넓이로 벌린다. 양 손바닥을 어깨 위로 올려 바닥을 짚고 손바닥으로 매트를 밀어 들어올린다.

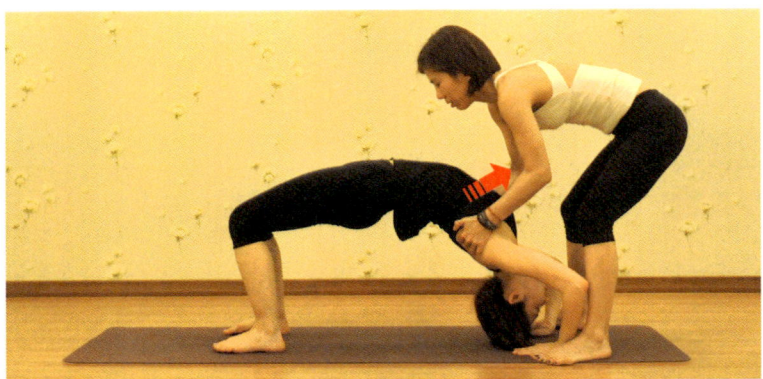

HANDS ON 1 (초보자) 머리 위에 양발을 벌리고 서서 무릎을 구부리고 양손으로 견갑골 근처 측면 몸통을 잡고 당겨 올려 도와준다.

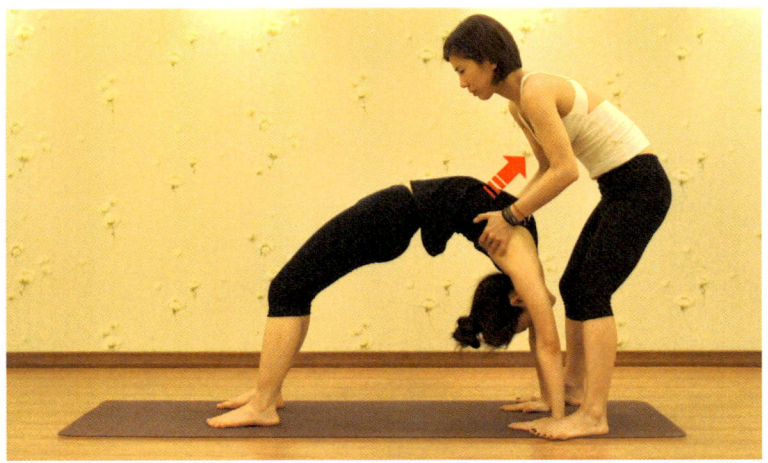

HANDS ON 2 (초보자) 머리 위에 양발을 벌리고 서서 무릎을 구부리고 양손으로 견갑골 근처 측면 몸통을 잡고 당겨 올려 도와준다. ★ 이때 손목의 힘을 사용할 수 있도록 도와주고 손바닥과 발바닥으로 밀어 올릴 수 있도록 지도한다.

아래로 향한 개자세

손과 발의 거리는 어깨 넓이의 두 배 반, 양손은 어깨 넓이, 양발은 골반 넓이로 벌려 배꼽을 보고 몸 전체를 삼각형 모양을 만든다.

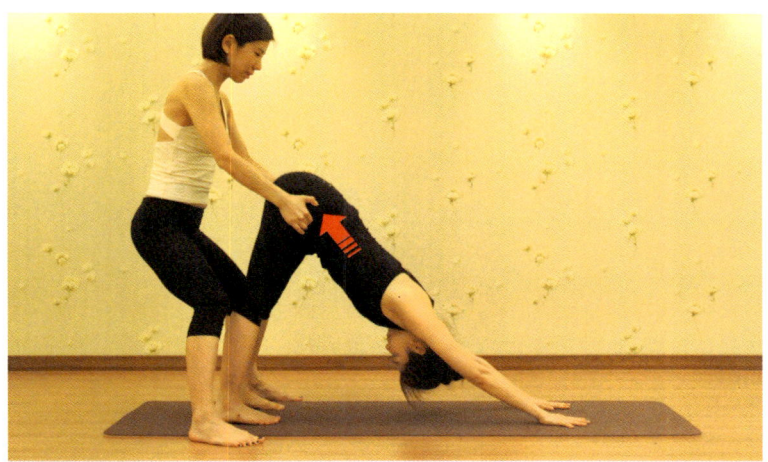

HANDS ON 1 엉덩이 뒤에서 두 다리를 사이에 두고 벌리고 서서 골반을 뒤로 당겨 꼬리뼈가 천장을 보고 양 무릎을 다 펼 수 있도록 도와준다.

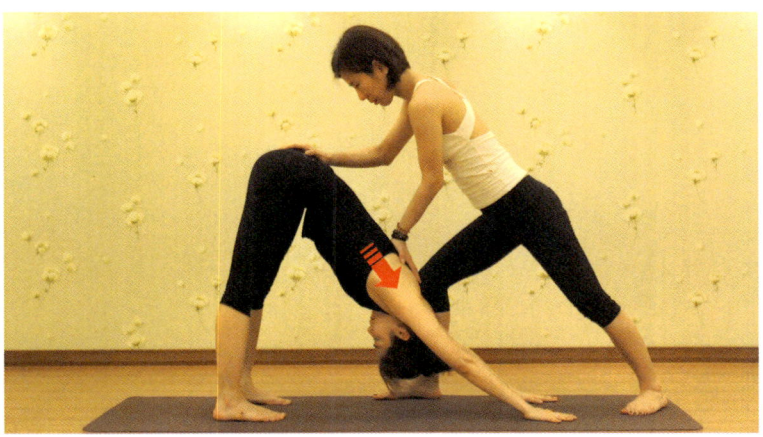

HANDS ON 2 머리 위에서 한 발은 양손 사이에 두며 무릎을 구부리고 한 발은 펴서 조금 멀리 두고 선다. 한 손은 천골에 대고 천장 쪽으로 올려주며 한 손은 견갑골 사이에 두고 등을 펼 수 있도록 도와준다.

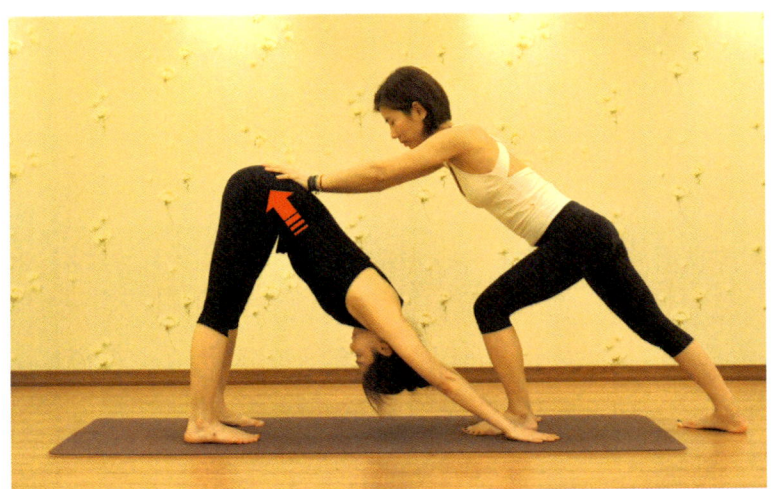

HANDS ON 3 머리 위에서 한 발은 양손 사이에 두고 무릎을 구부리고 한 발은 펴서 조금 멀리 두고 선다. 두 손을 천골에 두고 꼬리뼈를 천장으로 올려주고 뒤꿈치는 바닥에 무릎은 펼 수 있도록 도와준다.

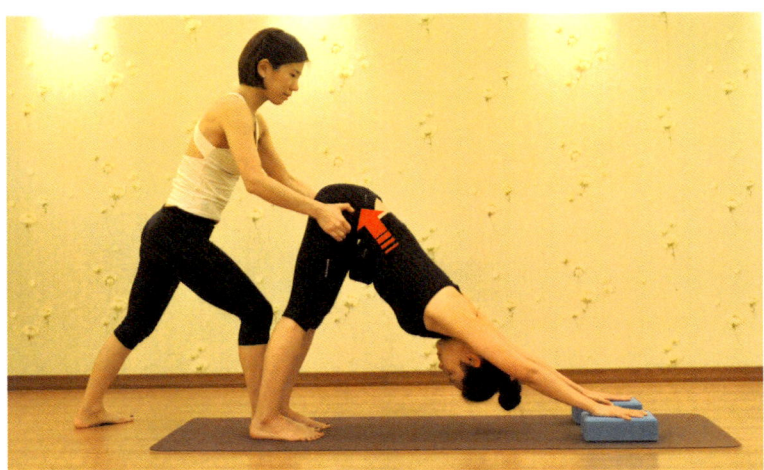

HANDS ON 4 (초보자) 어깨가 굳은 사람은 양손 바닥에 블록을 두고 자세를 만들게 한다. 엉덩이 뒤에서 한 발은 두 발 사이에 두고 서서 골반을 뒤로 당겨 올려준다. ★자세가 완성되었을 때 뒤꿈치는 반드시 바닥에 닿아야 하고 꼬리뼈는 천장 방향으로 올려준다. 손바닥 전체로 바닥을 눌러야 하며 어깨에 체중이 실리지 않아야 한다. 이때 무릎이 펴지지 않거나 발바닥이 바닥에 닿지 않는 사람은 양 무릎을 구부린 채 발바닥이 바닥에 닿도록 지도한다.

막대기 자세

매트에 무릎을 대고 테이블 자세를 만든다. 무릎을 펴고 복부에 힘을 준 상태로 손바닥과 양발로 몸통을 지탱하고 어깨부터 뒤꿈치까지 대각선을 만든다.

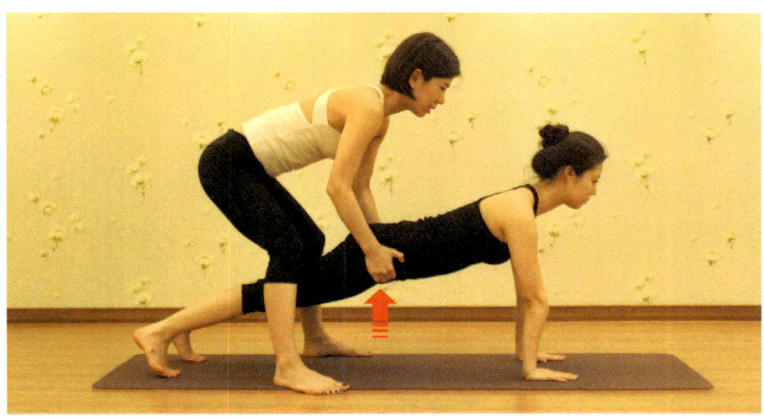

HANDS ON 1   두 다리를 사이에 두고 등 뒤에 서서 골반을 당겨 올려 어깨부터 뒤꿈치까지 대각선을 만들 수 있도록 도와준다.

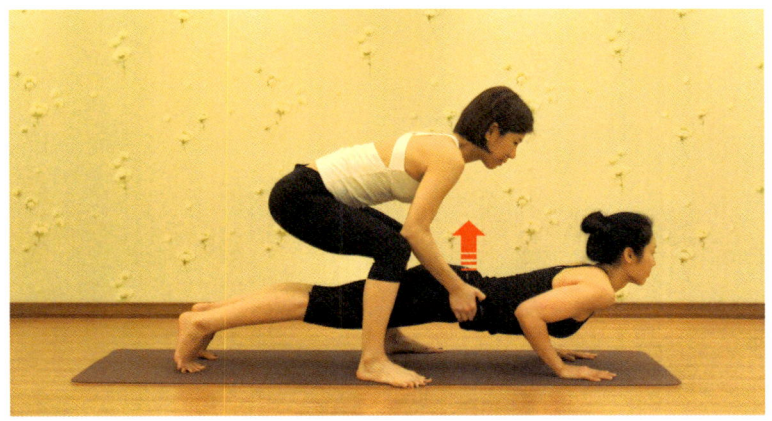

HANDS ON 2   두 다리를 사이에 두고 등 뒤에서 양 무릎을 굽히고 팔꿈치를 무릎 뒤에 댄 상태로 골반을 당겨 올려준다. ★이때 복부에 힘을 주고 배와 가슴이 바닥에 닿지 않도록 지도한다.

어깨서기

목과 어깨 주변에 두꺼운 타월을 놓고 어깨서기를 시행한다.

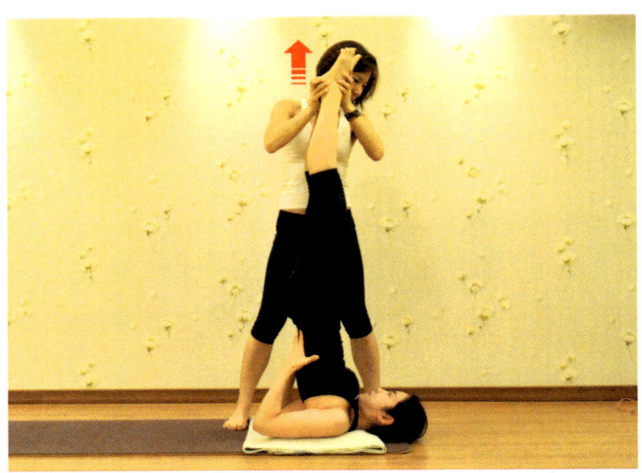

HANDS ON 1 몸통을 사이에 두고 측면에 서서 두 다리를 천장 쪽으로 당겨 올려준다

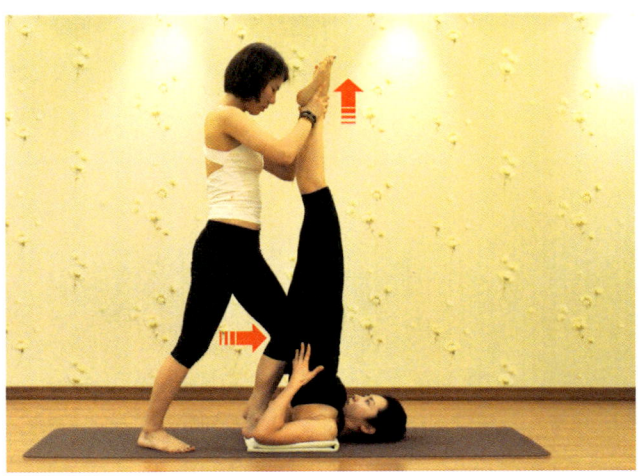

HANDS ON 2 등 뒤에서 한 무릎을 굽혀 척추를 받쳐주고 두 다리를 천장 쪽으로 당겨 올려준다. ★목에서부터 발끝까지 일직선을 만들 수 있도록 도와주고 지지하는 팔꿈치가 매트바닥을 완전하게 밀착하고 목이 비틀어지지 않은 상태로 몸통을 세울 수 있도록 지도한다.

쟁기자세

천장을 보고 누워서 양손으로 등을 받치고 두 다리를 천장 쪽에서 머리 위로 넘겨 발끝을 머리 위에 갖다 놓는다.

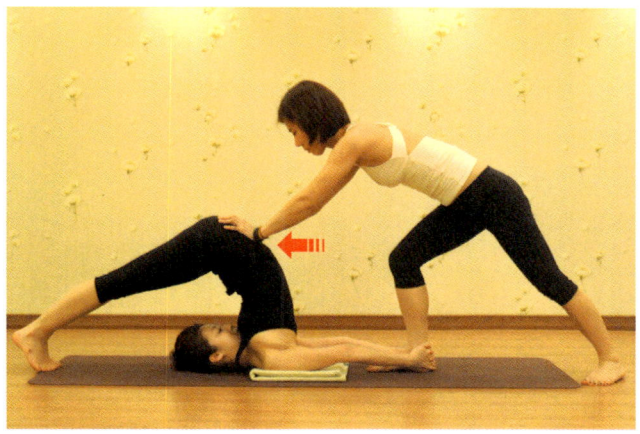

HANDS ON 1 등 뒤에서 무릎을 구부린 다리의 뒤꿈치에 깍지 잡은 손을 걸어 팔꿈치를 펴도록 도와주고 두 손바닥으로 천골에 대고 발끝 방향 쪽으로 밀어준다.

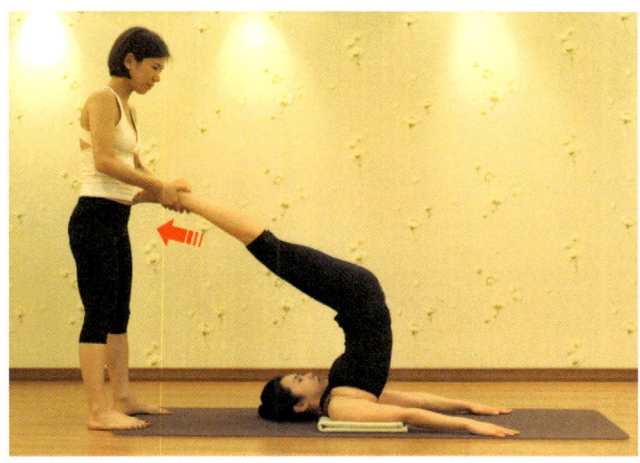

HANDS ON 2 (초보자) 어깨 밑에 두꺼운 타월을 깔고 자세를 시작하도록 한다. 머리 위에서 두 발을 벌리고 서서 차올린 두 다리를 잡아 60도 정도로 당기고 이때 목과 어깨에 무리가 가지 않도록 도와준다.

물고기자세

두 다리를 모은 상태에서 천장을 보고 눕는다. 손바닥을 바닥에 두고 팔꿈치로 바닥을 누르면서 가슴을 천장으로 밀어 올리며 머리를 뒤로 넘겨 정수리를 바닥에 댄다.

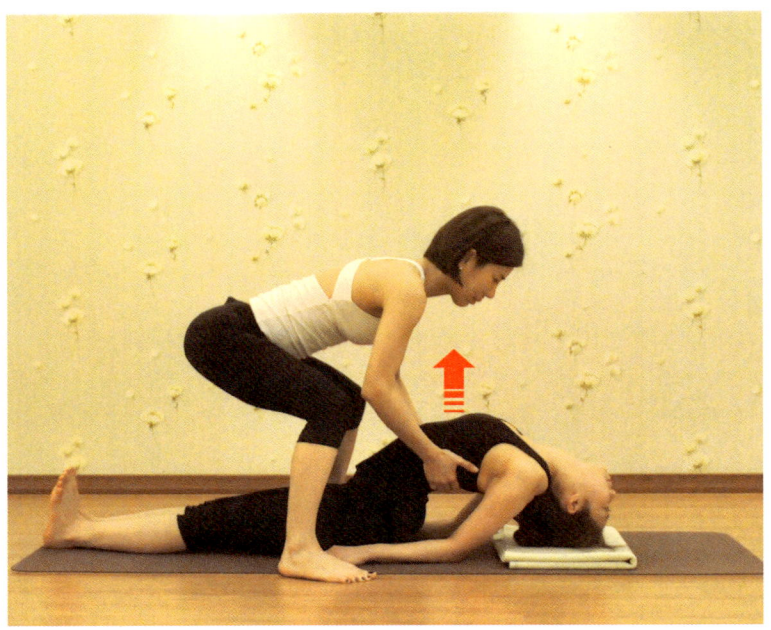

HANDS ON (초보자) 동작 준비 전에 머리 쪽 바닥에 두꺼운 타월을 놓아두고 마주보고 선다. 무릎을 구부리고 상체를 낮춘 자세로 등을 당겨 올려 가슴을 천장 쪽으로 확장해준다.

전사자세-1

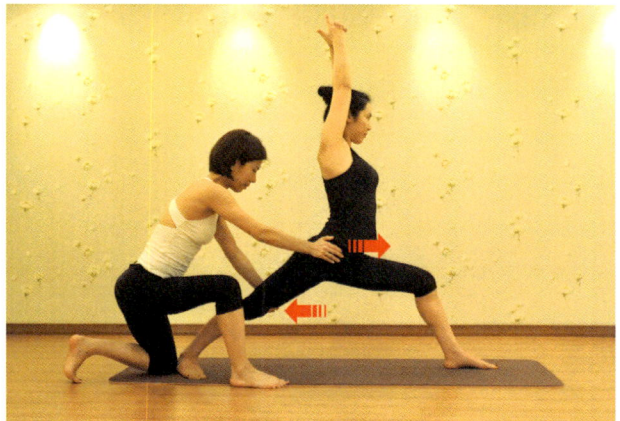

HANDS ON 1 등 뒤에서 펴진 다리를 사이에 두고 한쪽 무릎을 세우고 앉는다. 한 손으로 펴진 다리 쪽 골반을 정면으로 밀어 골반을 수평 잡아주고 한 손으로 펴진 다리의 무릎 위를 당겨 올려 무릎이 완전히 펴질 수 있도록 도와준다.

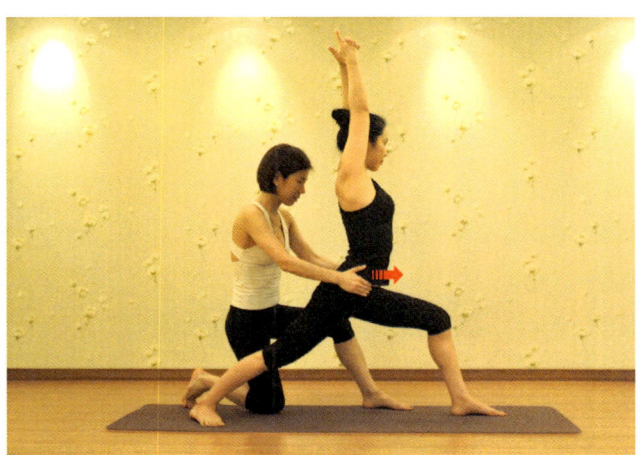

HANDS ON 2 직각으로 구부린 다리 쪽 옆에서 한 무릎을 세우고 앉는다. 골반인 정면을 바라볼 수 있도록 밀어준다. ★직각으로 구부린 다리의 무릎이 발끝을 나가지 않도록 하고 펴고 있는 다리의 새끼발가락을 바닥에 완전하게 밀착시킬 수 있도록 지도한다.

전사자세-2

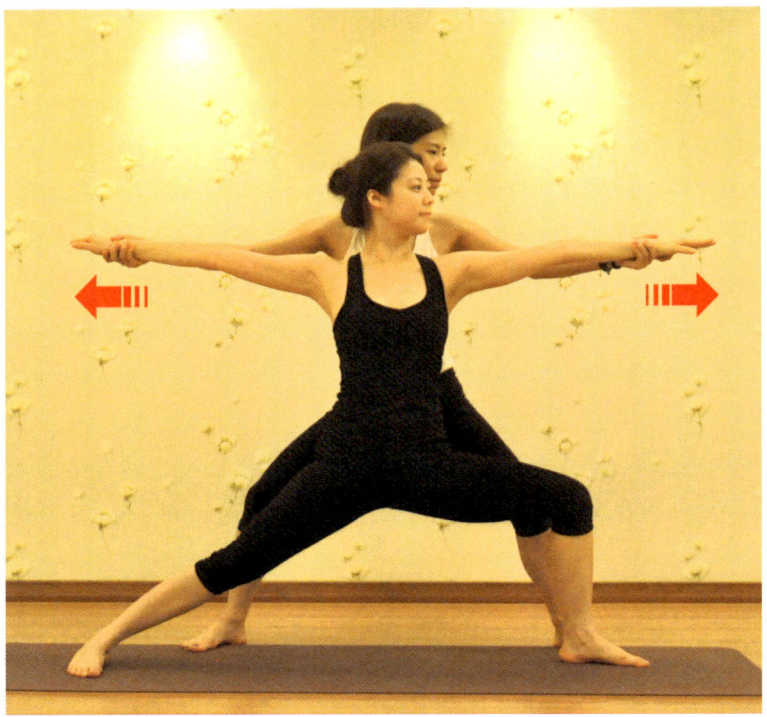

HANDS ON 등 뒤에 기마자세로 서서 양 손목을 밖으로 잡아당겨 어깨의 긴장을 풀고 어깨가 수평 잡을 수 있도록 도와준다.

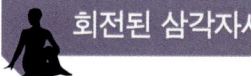 회전된 삼각자세

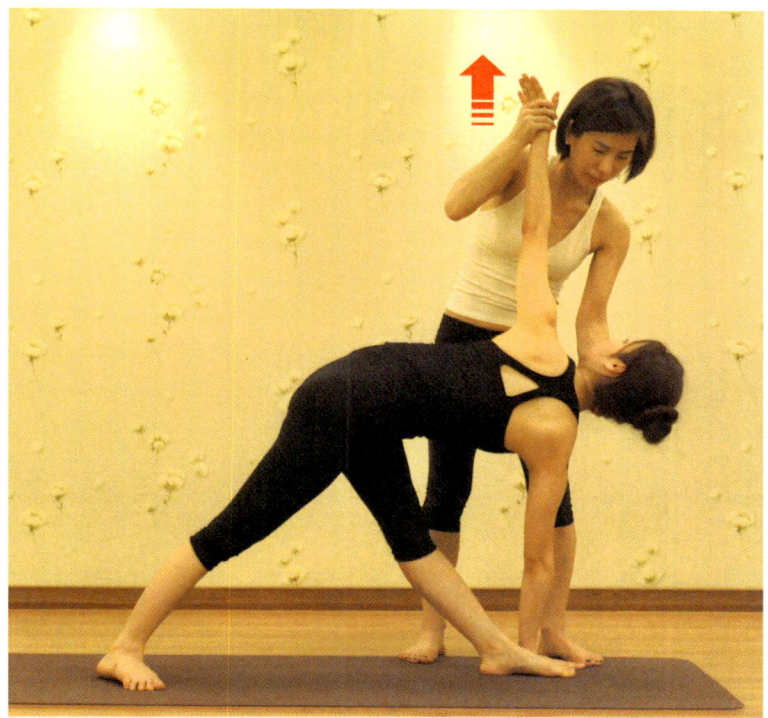

HANDS ON 1 회전된 가슴을 마주 보는 방향에 서서 한 손끝은 천장으로 당겨 어깨가 수평되도록 하고 한 손으로는 머리를 받쳐 시선이 손끝을 볼 때 몸과 어깨의 긴장을 풀 수 있도록 도와준다.

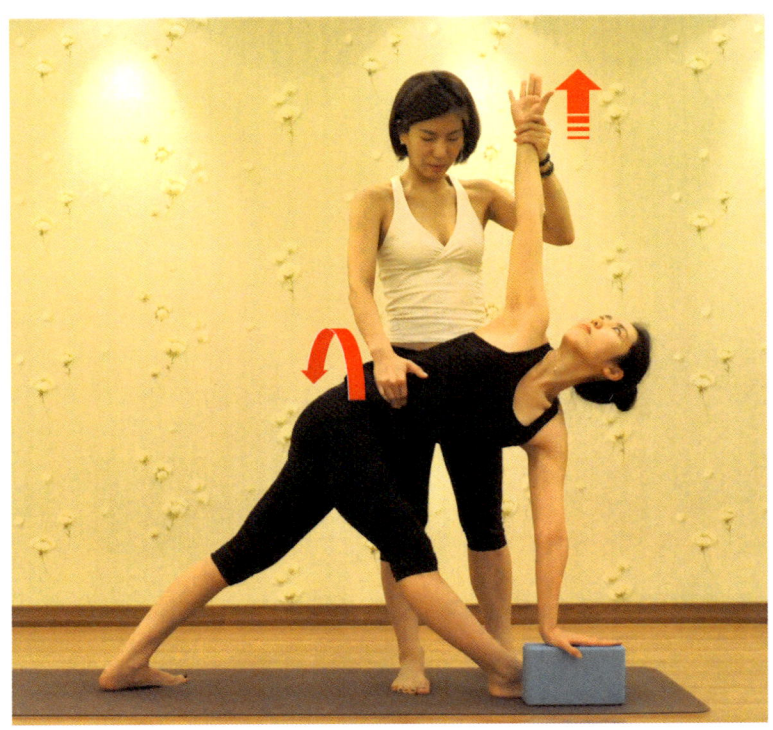

HANDS ON 2 (초보자) 매트바닥에 블록을 세워 한 손바닥으로 블록을 누르고 등 뒤에서 한 손끝을 천장 쪽으로 당겨 올려주며 몸통이 완전히 회전할 수 있도록 몸통을 당기면서 비틀어준다. ★목과 어깨의 긴장을 풀고 하체에 매달리지 않게 하며 복부에 힘을 주어 자세를 유지할 수 있도록 지도한다.

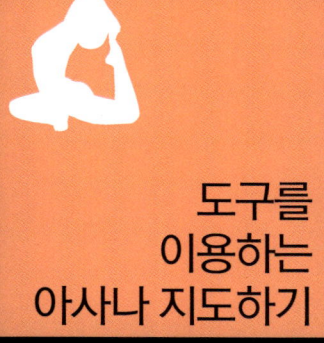

도구를 이용하는 아사나 지도하기

1. 요가를 처음 시작하는 초보자
2. 척추와 골반 유연성이 부족한 사람
3. 관절이 아프거나 골반의 틀어진 사람
4. 노약자나 몸이 불편한 사람들의 힐링수업
또는 빈야사 수업에 도움이 된다.

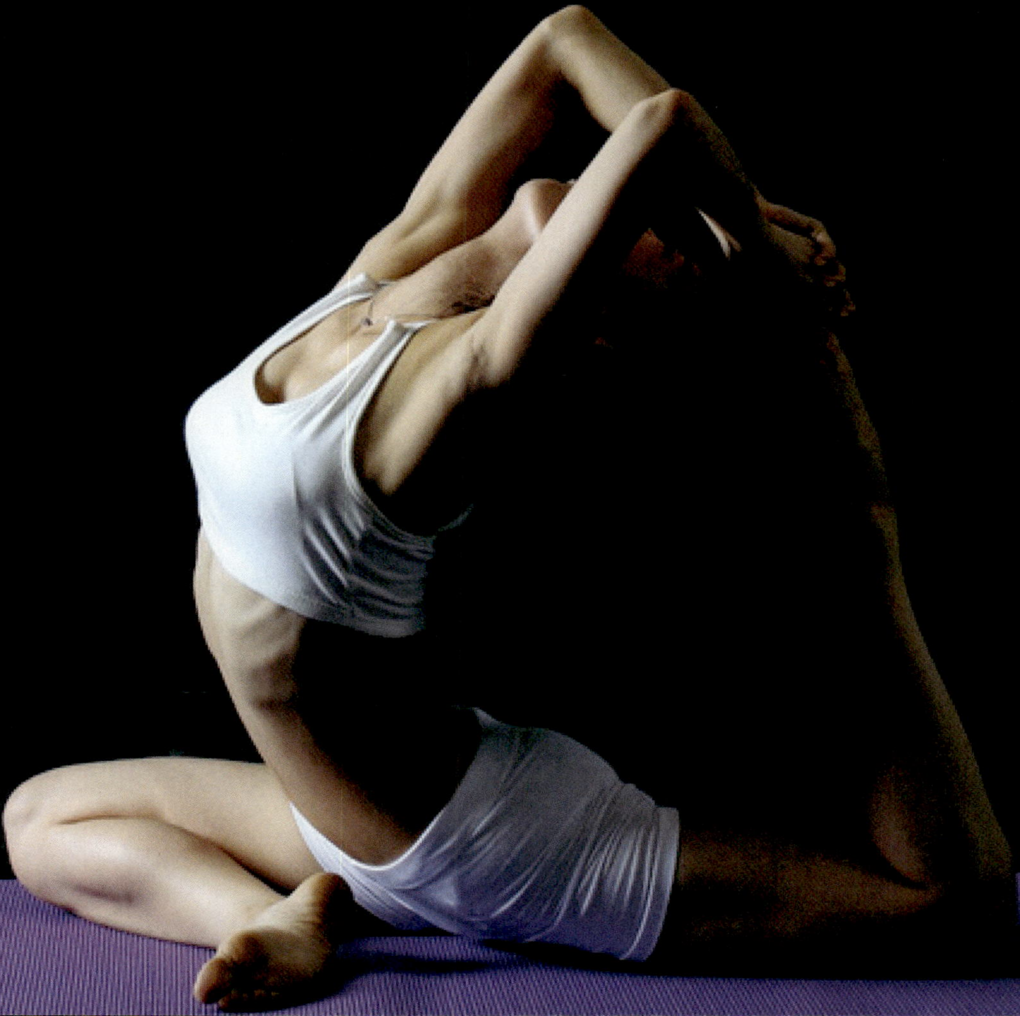

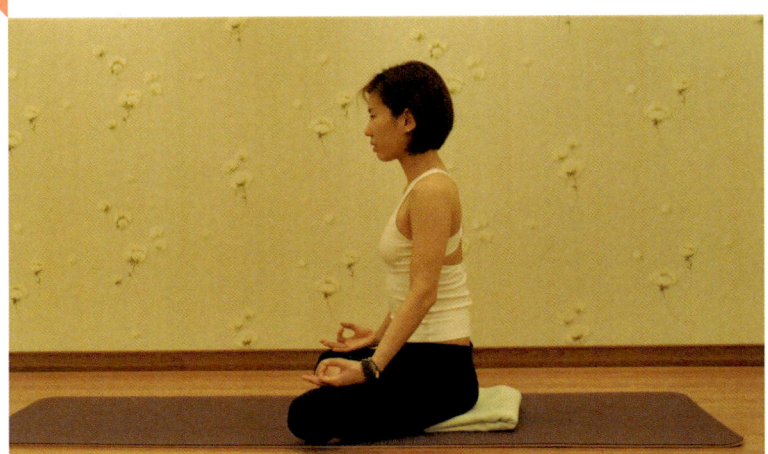

| 반가부좌나 연꽃좌가 되지 않고 무릎이 많이 불편한 경우 |
엉덩이 밑에 두꺼운 타월을 깔아 무릎은 매트바닥에 향하게 하여 무릎과 골반을 편하게 한다.

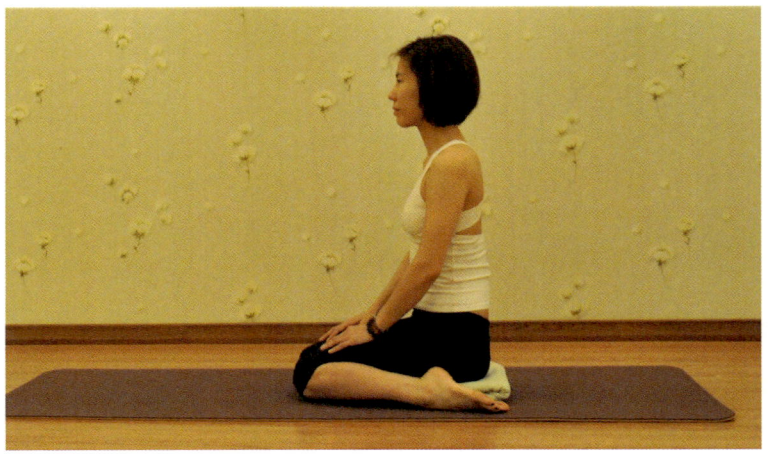

| 무릎이나 발목이 아픈 경우 |
엉덩이 밑에 두꺼운 타월을 깔아 양발등을 완전히 펴고 앉게 하여 발목의 불편함을 도와준다.

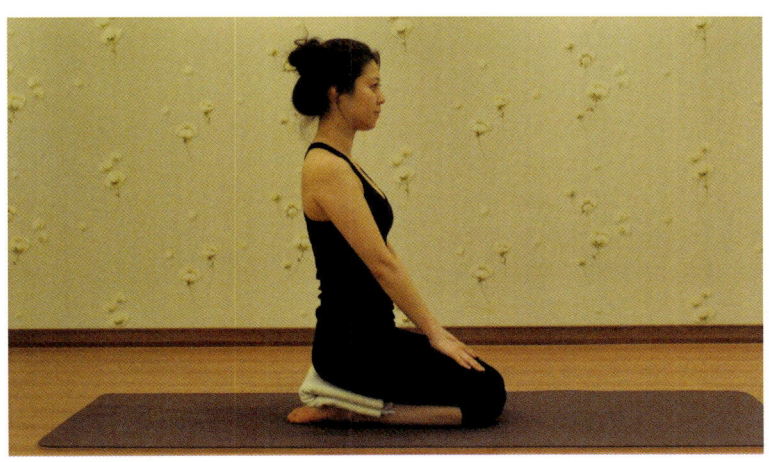

| 무릎이나 발목이 아픈 경우 |

엉덩이와 뒤꿈치 사이에 두꺼운 타월이나 담요를 사용하여 무릎과 발목의 불편함을
도와주고 무릎이 많이 아픈 경우에는 타월이나 담요를 좀 더 두껍게 하여 높이를 만
들어 준다.

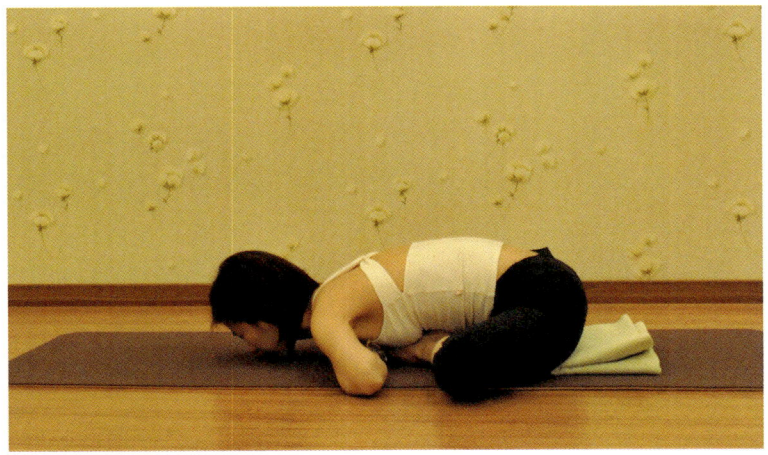

| 골반에 유연성이 부족하고 발목이 아픈 경우 |

엉덩이 밑에 두꺼운 타월을 깔아 주고 마주 잡은 발바닥을 회음부에서 멀리 놓았다가
가까운 곳으로 점차 이동하여 준다.

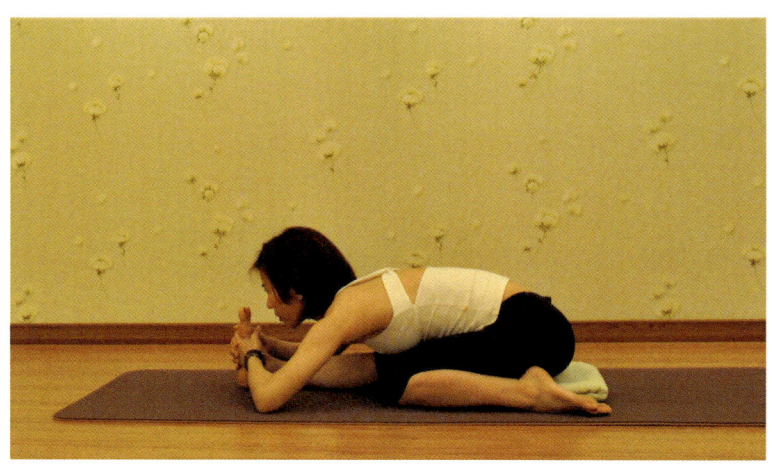

| 골반을 수평 잡을 수 없고 발목과 무릎이 불편한 경우 |
엉덩이 밑에 두꺼운 타월이나 담요를 깔아 양쪽 골반과 등을 수평 잡는다.

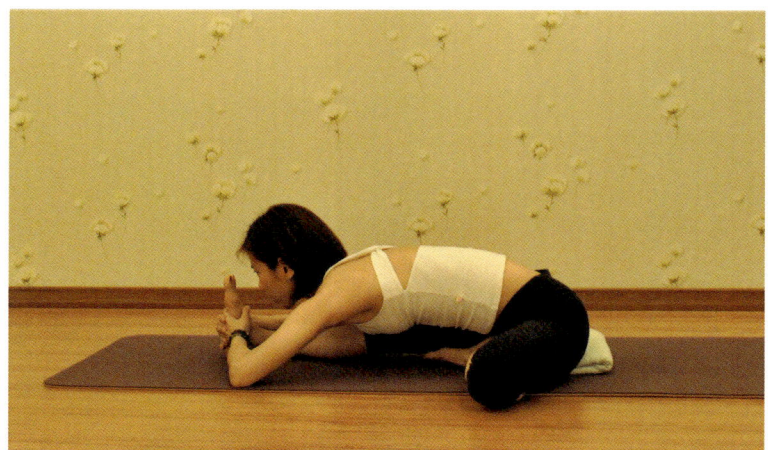

| 다리를 완전히 펼 수 없고 유연성이 부족한 경우 |
엉덩이 밑에 두꺼운 타월이나 담요를 뻗은 다리의 무릎은 펴고 접은 다리의 무릎은 매
트바닥에 닿을 수 있도록 한다.

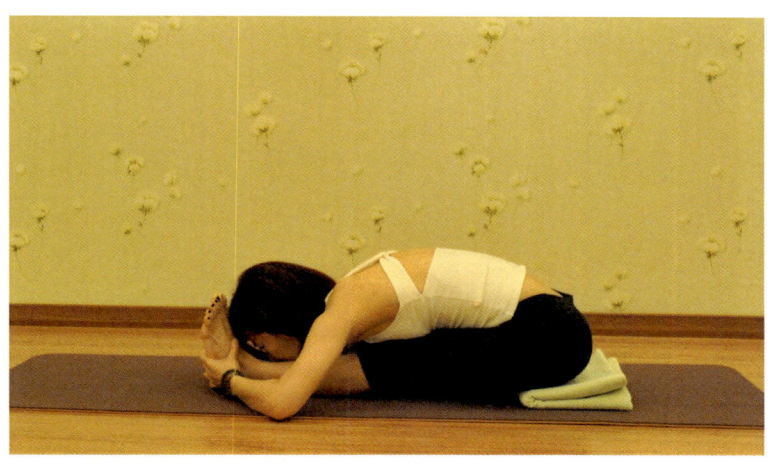

┃ 무릎 뒤에 오금이 많이 저리고 유연성이 부족한 경우 ┃
엉덩이 밑에 두꺼운 타월을 깔고 아사나를 만들고 많이 불편할 경우는 무릎 뒤 아래에
두꺼운 타월을 말아 넣는다.

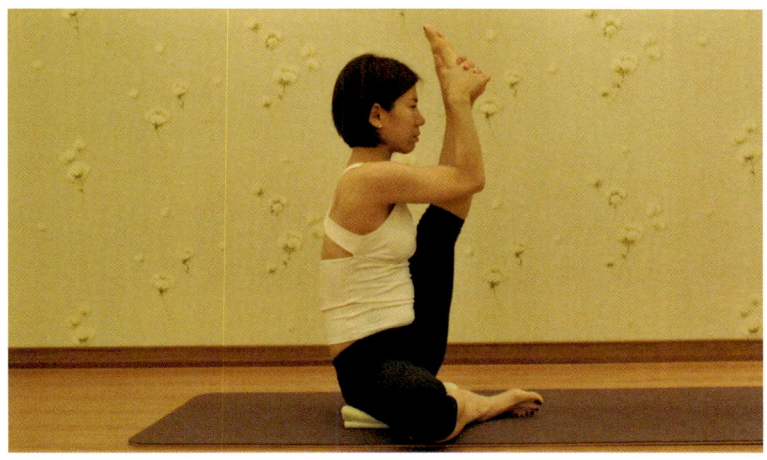

┃ 좌우 골반의 중심을 잡고 앉기 불편한 경우 ┃
엉덩이 밑에 두꺼운 타월을 깔아 골반의 중심을 잡고 접은 다리의 무릎을 매트바닥에
밀착시키려고 노력한다.

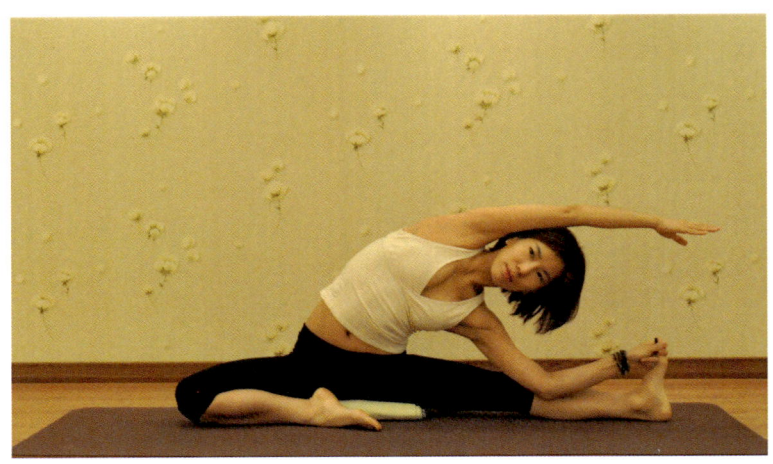

| 골반의 유연성이 떨어지고 허벅지 안쪽이 많이 불편한 경우 |
두꺼운 타월이나 담요를 엉덩이 밑에 깔아 엉덩이의 높이를 높여주고 골반을 수평 잡은 상태에서 안으로 접은 다리의 무릎을 매트바닥에 밀착시킨다.

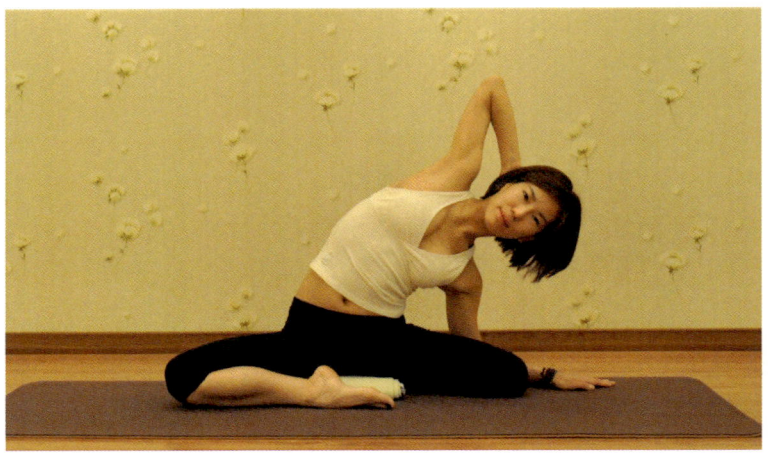

| 골반의 유연성이 떨어지고 양쪽 골반의 높낮이가 다른 경우 |
두꺼운 타월이나 담요를 엉덩이 밑에 깔고 양 무릎을 매트바닥에 밀착시키고 몸통을 기울인다.

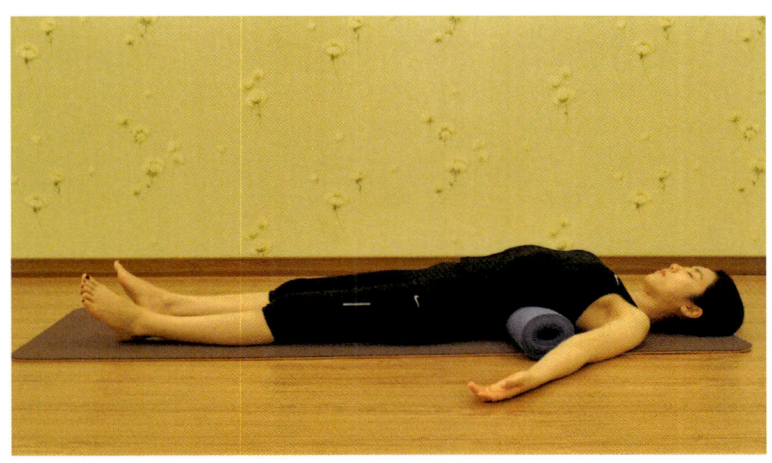

| 어깨가 편하고 가슴이 확장된 자세가 되도록 도구 이용하기 |
두터운 타월이나 깨끗한 매트를 말아 등이나 허리 밑에 깔아 준다.

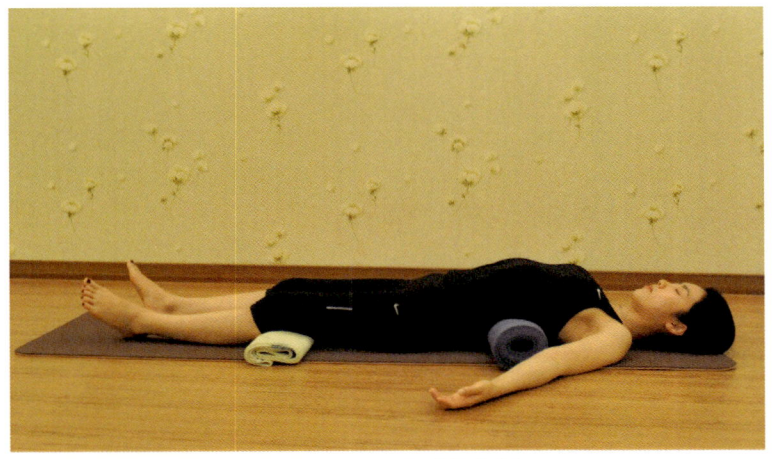

| 허리와 척추가 편안한 자세를 되도록 도구 이용하기 |
두터운 타월이나 깨끗한 매트를 말아 허리나 가슴 무릎 뒤 오금에 깔아 준다.

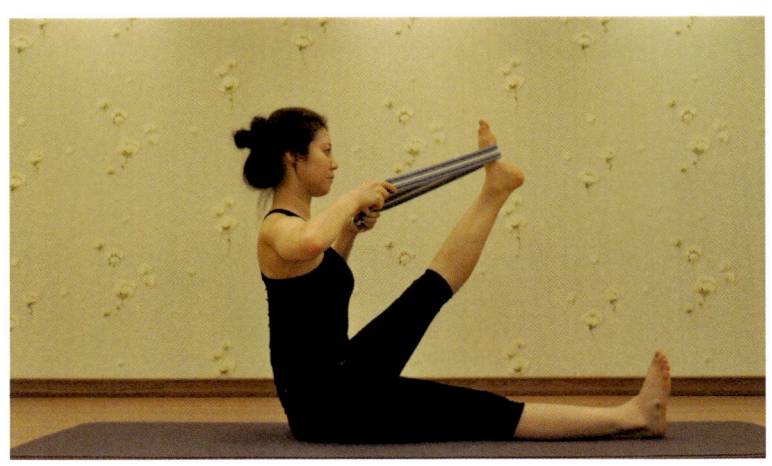

▎무릎을 완전하게 펴도록 연습할 경우 ▎
끈을 발바닥에 걸고 가슴 쪽으로 당기는 연습을 할 때는 팔과 어깨에 힘이 너무 들어
가지 않도록 한다.

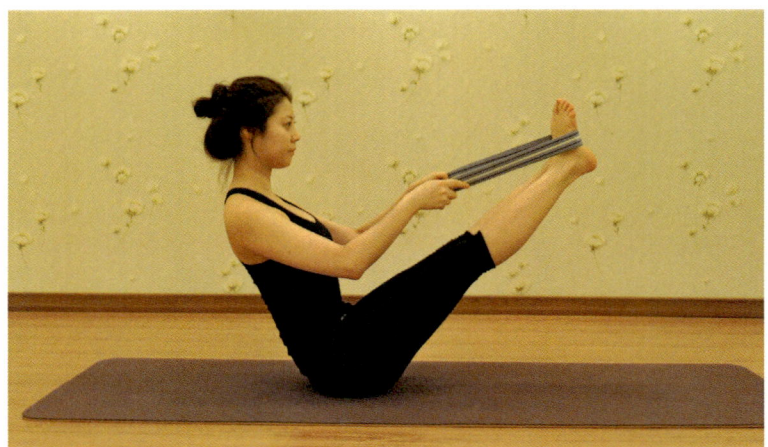

▎중심이 잘 잡히지 않을 경우 ▎
두 발바닥에 끈을 걸고 두 다리를 뻗어 복부의 힘을 이용하여 중심을 잡도록 한다.

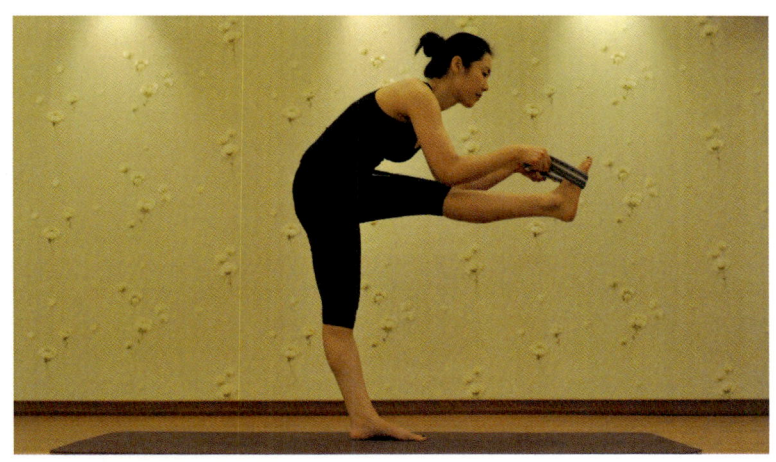

| 상체가 허벅지에 완전히 밀착되는 연습을 할 경우 |
뻗은 다리의 발바닥에 끈을 짧게 걸고 매달리는 힘이 아니라 복부와 서 있는 다리의
힘으로 중심을 잡고 상체를 허벅지 쪽으로 당겨온다.

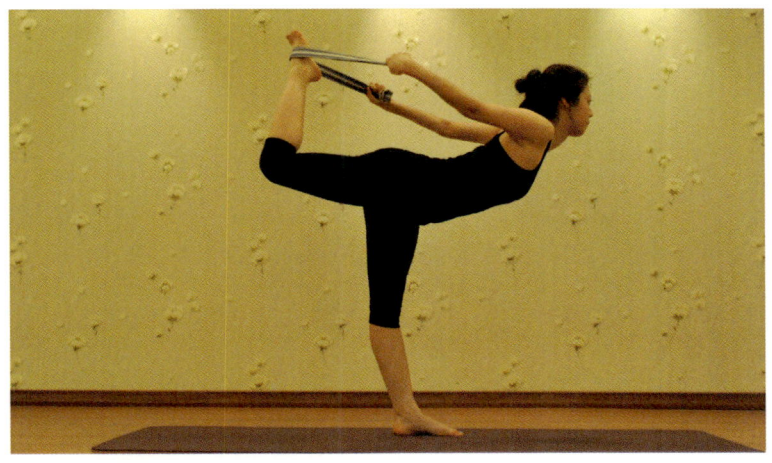

| 무릎과 어깨와 척추가 확장이 되지 않을 경우 |
뒤로 접은 다리의 발등에 끈을 걸고 어깨를 뒤로 열어 끈의 길이를 조절하여 당겨 올
리는 연습을 한다.

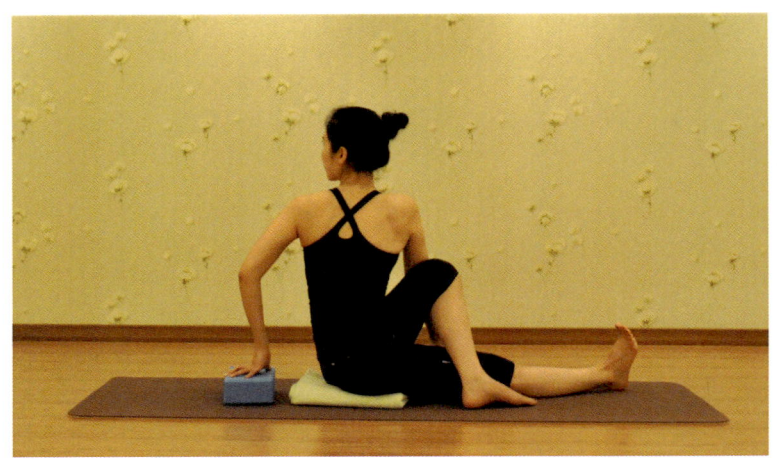

| 척추 비틀기가 잘 안되고 어깨에 힘이 많이 들어가는 경우 |
엉덩이 밑에 두꺼운 타월을 깔아 주고 블록을 엉덩이 뒤에 놓아 비틀 때 손바닥을 블록 위에 놓고 팔꿈치를 구부려 어깨의 지나친 긴장감을 풀고 자세를 만들도록 한다.

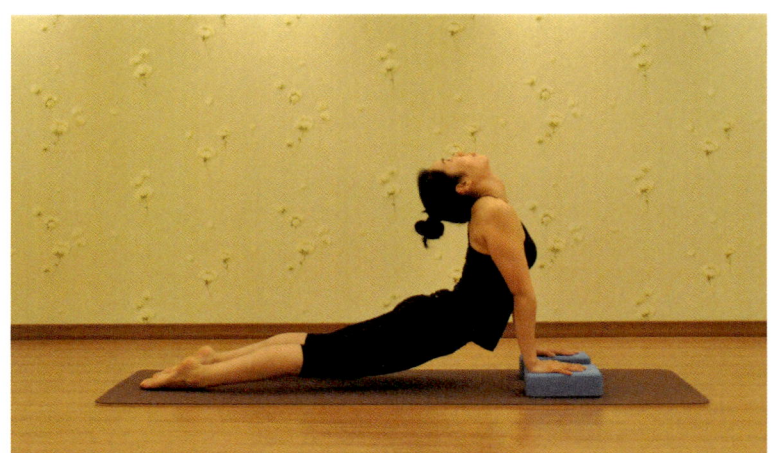

| 복부를 바닥에서 들어 올리는 연습을 할 경우 |
양 손바닥 밑에 블록을 놓아두고 복부를 바닥에서 들어 올린 채로 어깨와 척추를 열어주는 연습을 한다.

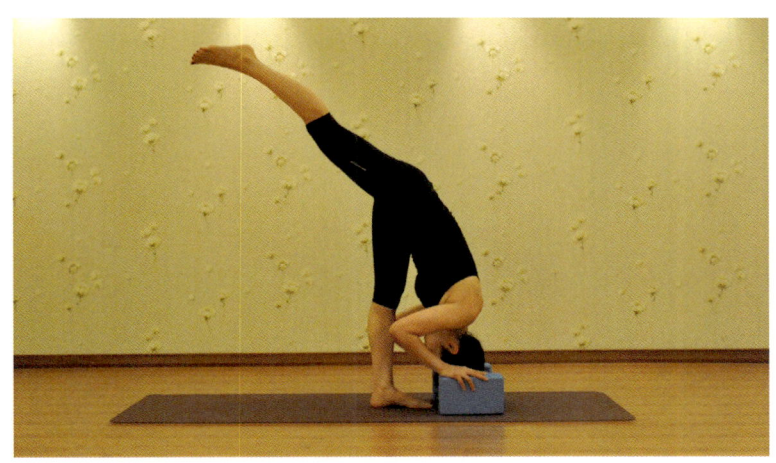

| 유연성이 떨어지고 어깨에 힘이 많이 들어갈 경우 |
바닥에 블록을 세워 각각의 손으로 잡고 블록으로 바닥을 누르듯 밀어주며 다리는 차
올리고 상체는 서 있는 다리 쪽으로 밀착시킨다.

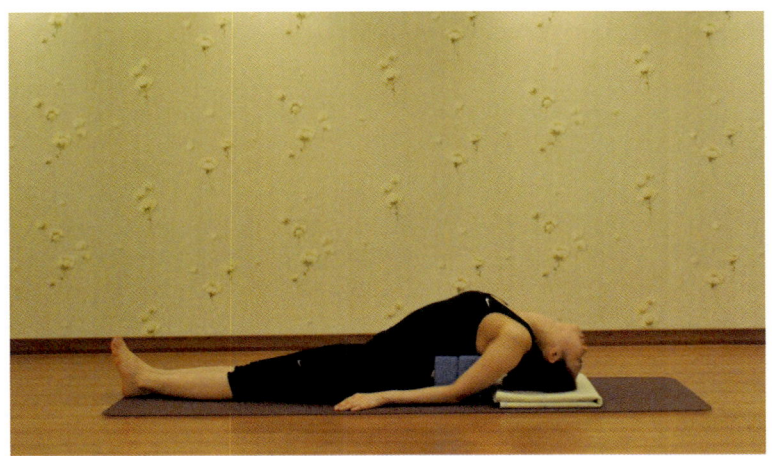

| 어깨나 목에 힘이 들어가는 경우 |
머리 밑에 두꺼운 타월을 깔아놓고 자세를 만들고 등 밑에 블록을 이용하여 가슴을 열
고 목과 어깨의 긴장을 풀어 준다.

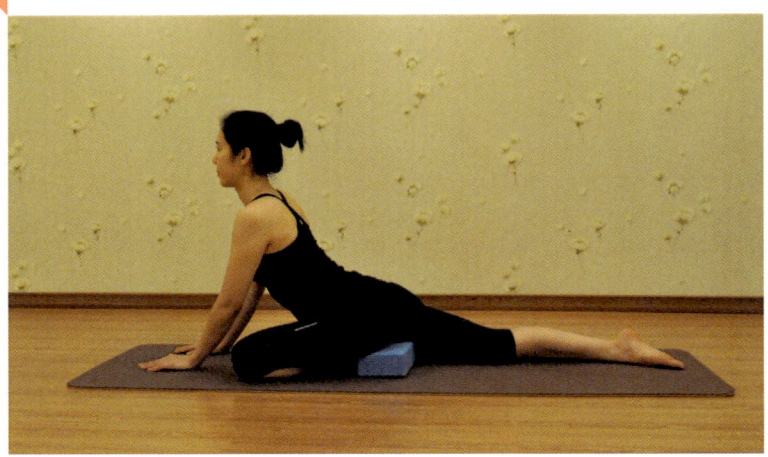

| 골반의 유연성이 부족한 경우 |
안으로 접은 다리의 엉덩이 밑에서부터 블록을 깔고 올라타는 느낌으로 앉아 상체를
들고 자세를 유지한다.

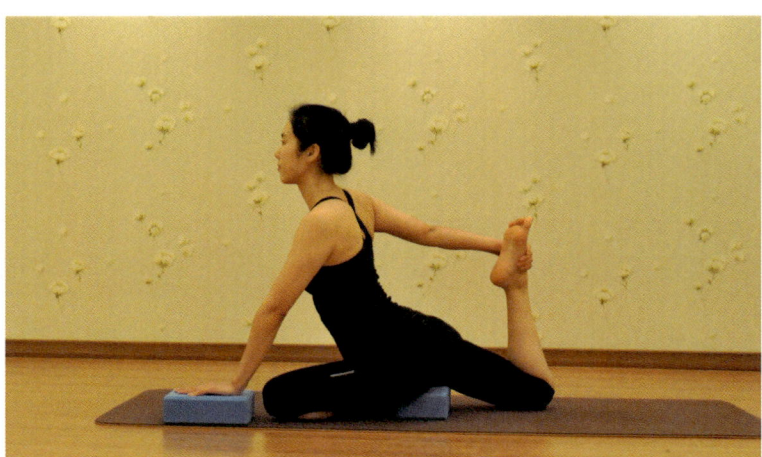

| 골반과 척추의 유연성이 부족한 경우 |
바닥을 짚는 손바닥과 엉덩이 밑에 블록을 깔고 올라가 뒤로 접은 다리의 발끝을 잡고
골반과 어깨를 수평 잡은 채로 자세를 유지한다.

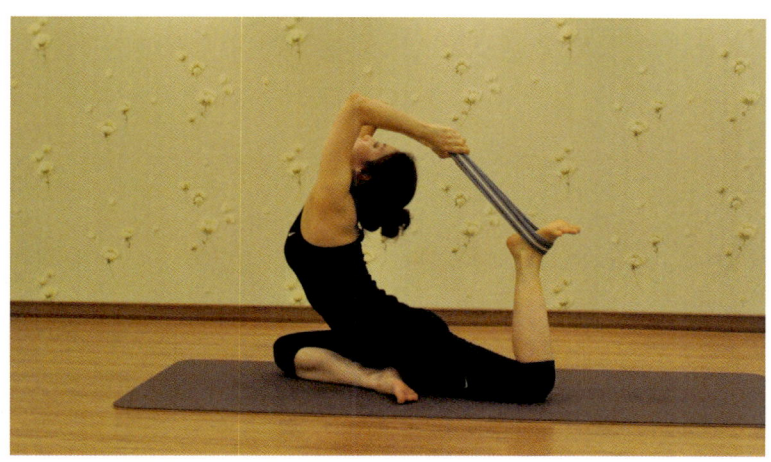

| 허리와 어깨, 척추를 뒤로 확장하는 연습을 하는 경우 |
뒤로 접은 다리의 발등이나 발목에 끈을 걸고 어깨를 위로 열어 끈의 끝자락을 잡고
가슴과 어깨를 열어준다.

벽을 이용한 전굴 연습하기

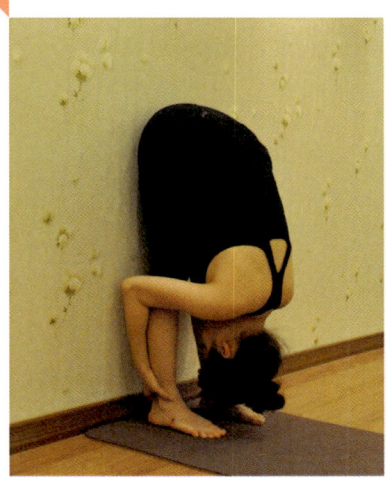 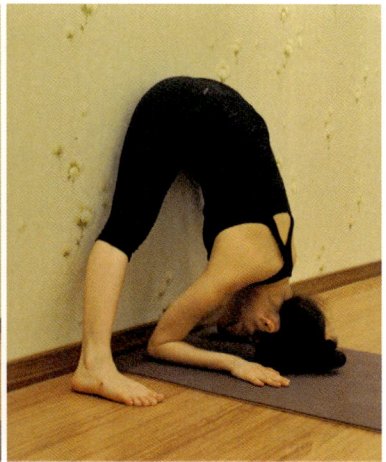

벽을 등을 대고 서서 상체를 앞으로 구부려 하체와 밀착시킨다.

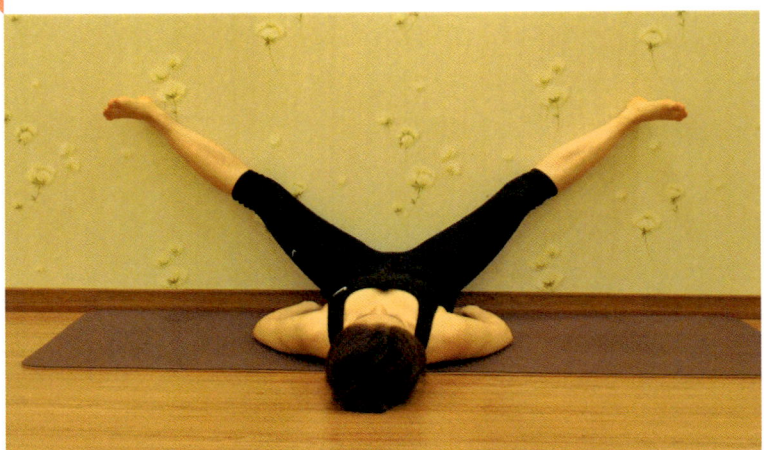

등을 바닥에 대고 누워서 두 다리를 벽면에 대고 천천히 양다리를 조금씩 벌려준다. (이때 등이 불편하면 엉덩이와 허리 밑에 두꺼운 담요를 깔고 자세를 만든다.)

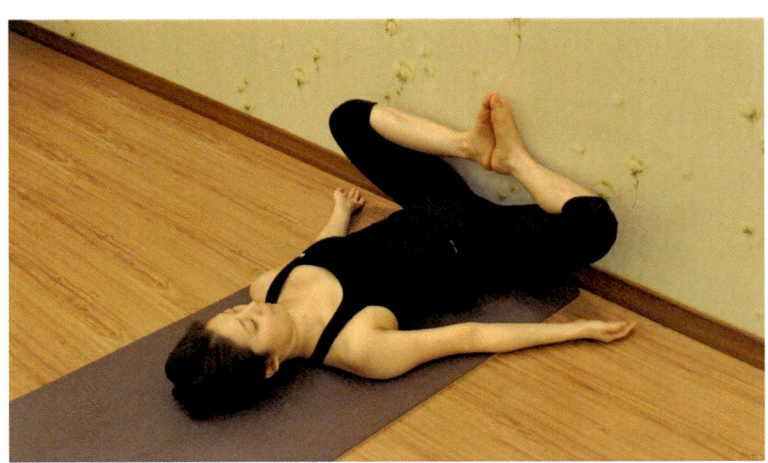

등을 바닥에 대고 누워서 두 다리를 벽면에 대고 나비자세를 만든다. 마주대고 있는 발바닥을 천천히 회음부로 가까이 가져오고 무릎은 벽면에 완전히 닿듯이 천천히 열어준다. (이때 등이 불편하면 엉덩이와 허리 밑에 두꺼운 담요를 깔고 자세를 만든다.)

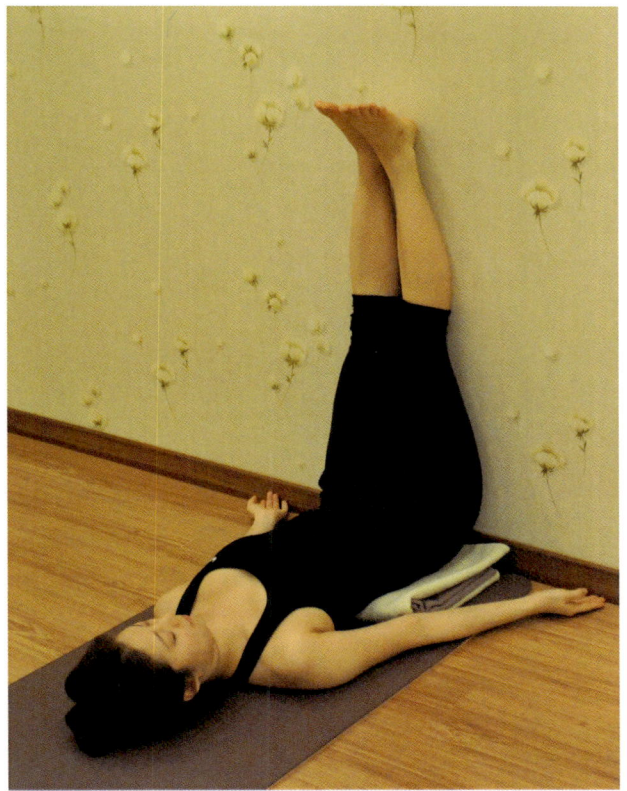

엉덩이와 허리 아래 두꺼운 담요를 두고 두 발은 벽면에 대고 눕는다.

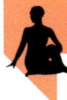

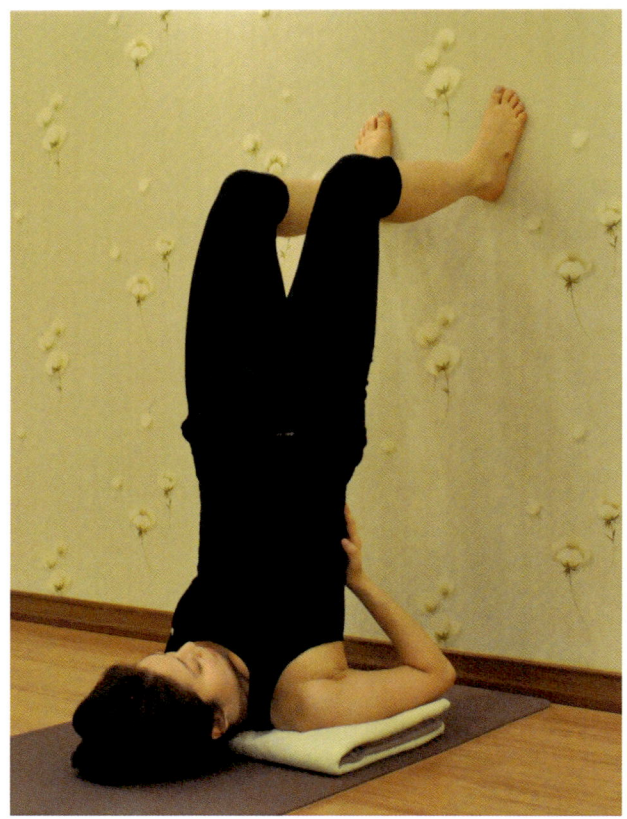

어깨 밑에 두꺼운 담요를 깔고 등을 바닥에 두고 발바닥으로 벽을 짚고 무릎을 세워 몸통을 들어올린다. 턱과 가슴을 바르게 밀착시키고 손바닥과 팔꿈치로 몸통을 지지해준다.

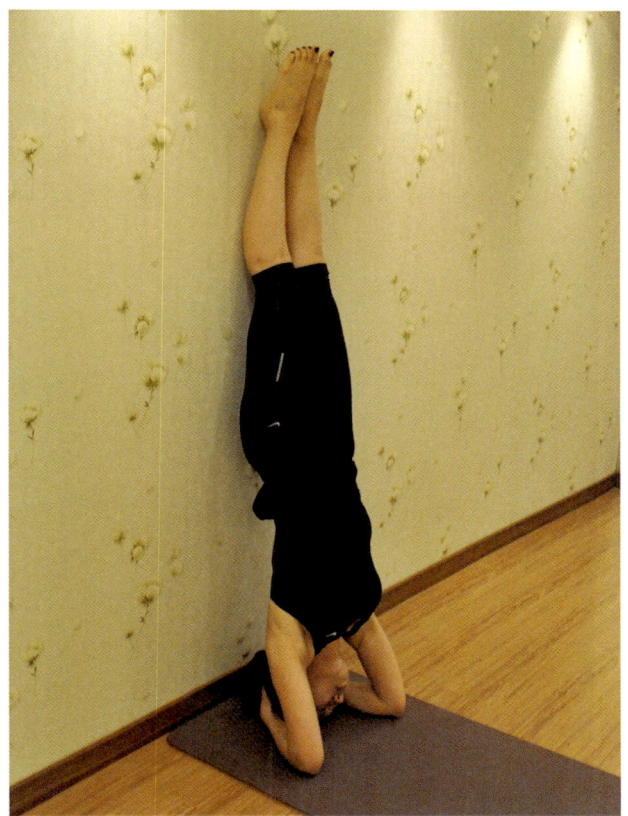

벽면을 깍지 잡은 두 손과 팔꿈치를 이용하여 삼각형을 만든다. 깍지 잡은 두손에 머리를 대고 팔꿈치를 바닥에 지탱한다. 서서히 두 발을 머리 쪽으로 걸어가 발끝을 천장 쪽으로 천천히 들어올린다. 이때 뒤꿈치를 벽면에 대고 복부에 힘을 주고 몸 전체를 세우기를 반복하여 연습한다. 또는 벽면에 발을 기댄 채 자세를 유지한다.

당뇨에 좋은 아사나

mayurasana	마유라아사나
hamsasana	함사아사나
urdha dhanurasana	우르드바 다누라아사나
marichyasana 1.2.3	마리차아사나1.2.3
salabhasana	살라바아사나
uttanansana	타나아사나
bhujangasana	부장가아사나
paschimottanasana	파스치모타나아사나
janu-sirsasana	자누시르사아사나
sirsasana	시르사아사나
sarvangasana	사르반가아사나
jathara parivarta-nasana	자타라 파리뷔르타나아사나

소화불량에 좋은 아사나

서서하는 아사나 모두

jathara parivarta-nasana	자타라 파리바르타나아사나
sirsasana	시르사아사나
sarvangasana	사르반가아사나
paschimottanasana	파스치모타나아사나
dhanurasana	다누라아사나
supta virasana	숩타비라아사나
yoganidrasana	요기니드라아사나
paripurna navasana	파리푸르나 나바아사나

요통에 좋은 아사나

서서하는 아사나 모두

jathara parivarta-nasana	자타라 파리뷔르타나아사나
sirsasana	시르사아사나
sarvangasana	사르반가아사나
urdha dhanurasana	우르드바 다누라아사나
salabhasana	살라바아사나
bhujangasana	부장가아사나
poorvottanasana	푸르보타나아사나
marichyasana 3	마리차아사나3

생리불순에 도움되는 아사나

sirsasana	시르사아사나
sarvangasana	사르반가아사나
uttanansana	운타나아사나
paschimottanasana	파스치모타나아사나
baddha konasana	받다코나아사나
kurmasana	쿠르마아사나
supta virasana	숩타비라아사나
paryankasana	파리얀카아사나
upavistha konasana	우파비스타 코나아사나

감기에 좋은 아사나

kurmasana	쿠르마아사나
yoganidrasana	요기니드라아사나
sirsasana	시르사아사나
sarvangasana	사르반가아사나
uttanansana	타나아사나
paschimottanasana	파스치모타나아사나

변비에 좋은 아사나

서서하는 아사나 모두

sirsasana	시르사아사나
sarvangasana	사르반가아사나
uttanansana	타나아사나
jathara parivarta-nasana	자타라 파리뷔르타나아사나
paschimottanasana	파스치모타나아사나

저혈압에 좋은 아사나

salamba sirsasana	사람바 시르사아사나
salamba sarvangasana	사람바 사르반가아사나
halasana	할라아사나
siddhasana	싣다아사나
padmasana	파드마아사나
baddha konasana	받다코나아사나

고혈압에 좋은 아사나

janu-sirsasana	자누시르사아사나
triang mukhaikapada paschmottanasana	트리앙카 무카파다 파스치모타나
paschimottanasana	파스치모타나아사나
padmasana	파드마아사나
savasana	사바아사나
halasana	할라아사나
siddhasana	싣다아사나

설사에 좋은 아사나

salamba sirsasana	사람바 시르사아사나
salamba sarvangasana	사람바 사르반가아사나

불면증/빈혈에 좋은 아사나

sirsasana	시르사아사나
sarvangasana	사르반가아사나
uttanansana	타나아사나
paschimottanasana	파스치모타나아사나

좌골신경통에 좋은 아사나

서서하는 아사나 모두	
salabhasana	살라바아사나
bhujangasana	부장가아사나
paschimottanasana	파스치모타나아사나
marichyasana 3	마리차아사나3
dhanurasana	다누라아사나
kurmasana	쿠르마아사나
setu bandhasana	셴투 반다아사나
ustrasana	우스트라아사나
urdhva mukha svanasana	우르드바 무카 스바나아사나
adho mukha svanasana	아도 무카 스바나아사나
supta padangusthasana	숩타 파당구쉬타아사나